U0240732

重庆市第九人民医院简介

重庆市第九人民医院位于北碚城区,由著名爱国主义实业家卢作孚先生于1927年创立。抗战爆发后,国立江苏医学院(今南京医科大学)于1939年搬迁到此,其附属医院(今江苏省人民医院)也在此开诊。历经90余年的建设,医院目前已发展为国家三级甲等综合医院、重庆市急救医疗分中心、重庆北部区域医疗中心、重庆医科大学北碚附属医院、西南大学附属医院。

医院有1个本部和3个分院,占地面积100亩,建筑面积11万平方米。目前编制床位1200张,在岗员工约1700人。其中,高级职称技术人员219人,博士、硕士生(含在读)222人。现拥有价值上亿元的各种先进的医疗仪器设备。

医院通过实施人才强院战略,专科水平和综合实力有了较大提升,2019年获批设立市级博士后科研工作站。现有2个省部级"中心",21个省部级重点学科(专科)、特色专科,9个区级重点专科。医疗服务人口辐射重庆北部、四川等500余万人,年均收治门诊病人70余万人次,收治住院患者4万余人,开展各类手术1.2万余台。

目前,医院成本管理研究全国领先、儿童孤独症康复治疗西部领先、医教研综合实力重庆市北部领先。未来,医院将努力完善"一体两翼"的功能布局,着力提高学科特色水平,提高办院治院能力,提高医疗服务能力,提高公共卫生应急能力,不断丰富附属医院内涵,促进医院医教研协调协同发展。

总主编简介

张培林：一级主任医师，教授。

重庆市医院成本管理研究中心和重庆市医学重点研究室——医院成本控制研究室创始人。

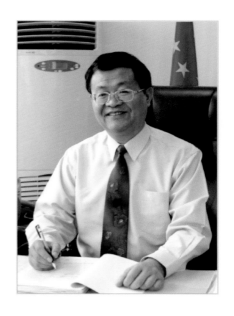

现任"全国示范性劳模和工匠人才创新工作室"主任、重庆市医院成本管理研究中心主任、重庆市卫生经济学会会长、重庆市第九人民医院博士后科研工作站站长兼首席专家。兼任中国县域医院院长联盟医疗保障与支付制度管理学组专家、国家标准"全国公立医院成本管理办法"编制组专家、世界银行项目医院标准化成本核算体系课题组负责人、中国医院品质管理联盟平衡计分卡专委会名誉主任。

曾任重庆市第九人民医院传染科主任、大内科主任、副院长，1998年5月至2016年1月任重庆市第九人民医院院长。2001年5月至2005年3月兼任北碚区卫生局局长，2005年9月至2010年8月兼任重庆市第九人民医院党委书记。

荣获全国五一劳动奖章、北碚区首届杰出人才奖（2009年）和北碚区突出贡献奖（2012年）等奖励；被评为全国先进工作者、全国优秀医院院长、全国医院管理杰出院长、全国百姓放心示范医院优秀管理者、中国卫生经济优秀工作者；还被评为重庆市百名优秀专业技术人才、重庆市传染病学术学科带头人、重庆市卫生系统优秀共产党员、重庆市卫生系统优秀青年、重庆市"非典"防治先进个人、重庆市职工信赖的好书记、北碚区优秀共产党员；被聘为原卫生部医院质量管理专家库成员，享受政府特殊津贴。

曾多次受到党和国家领导人以及重庆市委、市政府领导的亲切接见。

为中国医院成本管理研究重点学科创始人，先后建立了重庆市第九人民医院医院成本控制研究室、重庆市医院成本管理研究中心、博士后科研工作站。率领的团队，不仅在医院成本管理基础研究层面承担世界银行项目和国家标准编制重点课题或项目，还在应用层面做出了重要贡献：全国首创"1+1大于2"的"五合"理论与实践；从战略性医院成本管理角度节约和盘活国有资产；全国首创把医院人力成本发展为人力资源直至人力资本，对所管理的医院分配体系进行改革，创建了奖金"模糊弹性"

发放机制；全国首创公立医院支出向预防倾斜、为患者节约医疗支出的医院健康教育促进模式，并向全国推广；全国率先引入平衡计分卡用于公立医院质量安全和成本支撑规律研究并形成理论体系；在中国西部率先创办三甲医院直办的社区卫生服务中心，使优质医疗资源向基层倾斜并形成全国示范模型。在健康中国战略背景下，率先在全国提出"五联动""五对接""五破除"等先进理念。

目前，以深化建设博士后科研工作站为契机，以"五联动""五对接""五破除"为指导，带领团队正在从"转化、完善、未来"三个方向深入工作："转化"即将已研究较成熟的科研成果进一步转化为社会生产力；"完善"即在正在研究的领域加快完善成果体系，如民营医院质量安全与成本支撑逻辑关联研究、互联网医疗生存发展与成本支撑逻辑模式研究、不同成本支撑条件下互联网医疗生存发展模式研究等；"未来"即根据《"健康中国2030"规划纲要》并结合成研中心人员力量，不断拟定研究方向，为新时代健康中国做出应有的贡献。

医院成本控制研究室系列丛书

公立医院薪酬绩效研究的理论与实践

GONGLI YIYUAN XINCHOU JIXIAO
YANJIU DE LILUN YU SHIJIAN

重庆市第九人民医院医院成本控制研究室 编
总主编 张培林

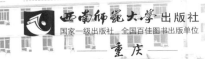

西南师范大学出版社
国家一级出版社 全国百佳图书出版单位
重庆

图书在版编目（CIP）数据

公立医院薪酬绩效研究的理论与实践 / 重庆市第九人民医院医院成本控制研究室编 . — 重庆：西南师范大学出版社，2021.5

（医院成本控制研究室系列丛书）

ISBN 978-7-5697-0833-2

Ⅰ.①公… Ⅱ.①重… Ⅲ.①医院 - 工资管理 - 研究 - 中国②医院 - 人事管理 - 研究 - 中国 Ⅳ.①R197.322

中国版本图书馆 CIP 数据核字（2021）第 072000 号

公立医院薪酬绩效研究的理论与实践
GONGLI YIYUAN XINCHOU JIXIAO YANJIU DE LILUN YU SHIJIAN

重庆市第九人民医院医院成本控制研究室　编

责任编辑：秦　俭
责任校对：张　丽
封面设计：汤　立
出版发行：西南师范大学出版社
　　　　　重庆·北碚　邮编：400715
　　　　　网址：www.xscbs.com
经　　销：新华书店
印　　刷：重庆紫石东南印务有限公司
幅面尺寸：185 mm×260 mm
印　　张：8.25
插　　页：3
字　　数：157千字
版　　次：2021年5月第1版
印　　次：2021年5月第1次印刷
书　　号：ISBN 978-7-5697-0833-2

定　　价：45.00元

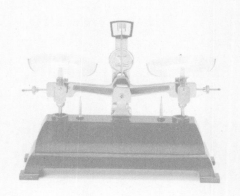

XUYAN 序 言

　　重庆市医院成本管理研究中心坚持务实创新、不断探索,近三年取得了系列重大突破和成果:研究平台再上新台阶,成为博士后科研工作站;研究范围从以成本核算为基础的公立医院研究拓展到医院资源配置的研究;中标并完成世界银行项目,完成医院标准化成本核算体系的建立;中标并良好结题中国卫生经济学会课题"医疗卫生单位预算与绩效管理一体化研究";荣获改革开放40周年全国医管精典案例奖等。

　　在当前我国的医改中,薪酬制度改革对医务人员的服务行为和工作积极性具有重大影响。医务人员薪酬制度改革是国际学术界长期以来的研究热点。自20世纪90年代重庆市第九人民医院开始实行奖金模糊弹性发放改革以来,重庆市医院成本管理研究中心坚持"点、线、面"结合,针对公立医院薪酬分配中存在的问题,提出了"五对接""五联动""五破除"等改革理念,从具体的管理行为到课题的深入研究,获得了一系列重要研究成果,这些成果已成为推动医院高速发展的重要软实力之一。

　　重庆市医院成本管理研究中心将20余年来在公立医院薪酬制度改革中的理论成果与实践经验撰写成册,本书通过对相关理论的介绍和实际案例的分析,提供了通俗易懂、操作性强的薪酬分配模式,希望给医院管理者带来一定的帮助。愿通过我们的不懈努力,能为实现中华民族复兴的"中国梦"中的卫生健康目标,贡献我们微小的力量。

本书编委会

2020年11月

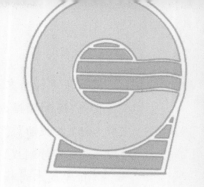

QIANYAN 前 言

伯克说：时间是伟大的导师。但每个人对"导师"的理解却各不相同。

我在担任重庆市第九人民医院这家三甲综合医院院长的18年里，对医院成本管理的感悟可概括为"一个特点"、"两个方面"、"三大定位"、"四重境界"及"五个领先"。"一个特点"：研究型管理者要做到"点线面"结合。"点"是要有实践创新点；"线"是要根据这些实践创新点形成创新理论；"面"就是要将这些创新理论通过课题、论文、报告、专著等进行总结和扩充，形成知识体系。"两个方面"：始终要把质量安全与成本支撑这两方面的相关规律研究，作为我们根据中央精神，结合医院实际进行改革的研究重点。"三大定位"：管理者要对医院的发展有明确的定位，重庆市第九人民医院这个中等规模的医院通过20年低成本差异化发展，逐步形成了医院成本管理研究全国领先、儿童孤独症康复治疗西部领先、医教研综合实力重庆市北部领先的"三大定位"。"四重境界"：由低至高指研究型管理者心中要有把医院发展好为当地百姓服务、形成可复制可在全国推广的经验、将部分管理经验形成国家标准、力争使医院在国际有一定影响力的目标。"五个领先"：一是在全国首创资产重组的"五合"理论，成果写进了2009年新医改方案；二是全国首创奖金"模糊弹性"发放理论；三是全国首创医院健康教育"一二三四"模式；四是首先在全国将平衡计分卡（BSC）应用于质量安全与成本支撑的医院管理体系；五是在中国西部首创了全国三甲医院直接兴办社区卫生服务中心的模式。研究型管理者要力争上游，使医院成为行业标杆。重庆市第九人民医院目前在国内做到了上述"五个领先"。这些理论或者实践领域的领先给我个人和医院带来了一系列的荣誉，比如我个人荣获了全国五一劳动奖章，医院被评为全国健康促进示范医院等。

我在担任重庆市卫生经济学会会长的过程中，从政府、医院、患者等多重视角来看待财政对卫生的投入、医保基金的使用、患者的支付能力，逐渐领悟到公立医院运行中的"三个五"和"六个转变"。"三个五"包括"五联动"、"五对接"和"五破除"。"五联动"，即关于成本核算、医疗定价、支付制度、补偿机制、薪酬制度的"五联动"；"五对接"，即与项目的真实成本对接、与当地医疗服务项目的价格对接、与"健康中国"战略及薪酬制度改革对接、与公立医院绩效考核指标及国家规范对接、与未来的 DRG 支付制度的实施对接；"五破除"是破除"医院绩效考核与经济指标挂钩、以药养医、以耗材养医、以促销贿医、以检验养医"。"六个转变"包括以下六个方面的发展转变。一是从做课题到做标准的转变。在课题上中标世行项目和国家社科基金等多层级课题，同时将主要精力放在参与医院标准化成本核算等 3 个国家标准的创建上。二是从有人做到创建研究平台做的转变。比如我们自主创建了成研中心和劳模创新示范工作室，还与西南大学和重庆工商大学分别共建研究所。三是从国内到国际的转变。BSC、成本核算、RBRVS（点值法）等医改、医管类研究国内闻名。医院标准化成本核算研究取得国际突破。四是从培养财会人才到培养复合研究型人才的转变。从培养卫生经济团队的财会人才转变到培养财务专业人才、医院成本管理人才等复合研究型人才。五是从卫生经济学术研究延伸到进一步贯彻党的健康中国方针的转变。比如我们的建言献策曾受到中央巡视组的高度赞誉，并发表在《健康报》《中国社会科学报》上。六是从创新研究到创造价值的转变。比如成研中心的点值法本土化创新理论等在多个医院开始试行。成研中心指导鄂钢医院改制成功，为中国医改树立了一个成功的操作模型，还与金算盘软件公司合作，实现创利 5 亿元。

…………

我在 2010 年成为全国劳模，后成为劳模创新示范工作室负责人，2019 年成为博士后科研工作站站长兼首席专家……一直以来，我孜孜以求，在六个方面做出了些成绩：一是创建了医药行业的一些国际标准，比如医院标准化成本核算体系标准；二是创建了医药行业的一些国家标准，比如全国公立医院成本核算办法等；三是中标国家社科基金项目，比如"供需方视角下政府对公立医院投入的对比研究"（14BGL112）；四是为国家医疗保障局和重庆市发改委的物价制定提供决策依据；五是不断延伸研究平台，做到院校结合、院企结合，对企业发展产生了很好的效果；六是立德、立功、立言，比如对医院成本管理系列学术成就进行了整理……

为此，我和团队整理上述成果和心得，呈书于此。

本书是我带领团队"立言"的系列丛书之一，全书包含两章：

第一章总论分别从管理工具及相关薪酬绩效理论、与薪酬绩效管理相关的财务基础简述、新中国成立以来公立医院工资演变概况、国内医院薪酬绩效管理类型划分、国外医院人力成本现状简介等五个方面展开阐述。

第二章主要从"点线面"结合的阶段性重大创新工作和重庆市第九人民医院为薪酬绩效管理创新改革所做部分基础性研究工作两个方面介绍重庆市第九人民医院20余年来绩效管理改革理论与实践情况，使读者能够了重庆市第九人民医院薪酬绩效改革实施的全过程，为后续实战性操作打下基础。

虽经四载反复推敲，数十次易稿，仍心中忐忑，冀求方家之批评与建议，复望同行切磋，先行诚谢！

2020年11月于重庆

目录 *Mulu*

第一章 总论

CHAPTER 1

　　导读:新中国成立后的前30年,中国医务人员的薪酬主要是与工龄和职称挂钩的固定工资,基本与工作质量和效率无关。当时,中国以全球3%的卫生资源解决了全球22%的人口的健康问题,对人类的卫生事业做出了重大贡献。然而,中国医务人员的薪酬却很低。即便如此,新中国对资深医学专家,仍给予了比一般医务人员高5—10倍的薪酬,即以"八级工资制"承认老专家的价值。改革开放40余年来,尤其是从1984年起,医院开始引入市场机制,实行"以副补主",医务人员除固定工资之外逐渐开始有与工作量相关联的奖金,并且奖金额逐渐增加。目前许多医院奖金已多于固定工资("五险一金"加档案工资)3—5倍。1998年实施至今的公立医院"断奶断粮"与"自收自支"(以及不太确定的项目拨款),成了把"医疗市场做大"才能让奖金增多的主要推手和动力。在这个过程中,与卫生经济密切关联的经济核算、科室成本、项目成本、病种成本、DRG成本、人头成本等观念以及各种管理工具也逐步引入医院收支的经济核算中。在市场机制的激励下,中国公立医院高速发展,缓解了当时住院难、手术难等问题。但由于医改配套不完善,尤其是在低估与控制医护人力劳动价值,而又相对放开医疗物资价格(如药品、耗材、设备等)的情况下,过诊过治、医疗价格虚高等问题逐渐凸显,加重了政府和百姓的医药负担,医患冲突严重;再加上没有严格的分级诊疗制度,小病随意到大医院就诊,必然导致高成本耗费,大医院因为做大市场有"高收益"而进行"三虹吸"(即把市场、人才、资金聚集于自身),又加重了这种高成本耗费,医院高成本支撑大医院的"高收益",从而形成恶性循环。现国家已认识到该问题的严重性,正逐渐正本清源。例如实施"药品耗材零差价"、"4+7"招标降价、适当调整劳动服务价格等措施。但医务人员人力价值该如何评价及怎样计算医院成本,仍是有待解决的疑难问题之一,也是医院薪酬绩效改革的难点之一。福建三明的改革经验,似乎为这个难题的求解找到了一条可借鉴之道。

第一节　管理工具及相关薪酬绩效理论

一、常用管理工具及相关绩效理论

（一）平衡计分卡（BSC）

平衡计分卡中的目标和评估指标来源于组织战略，它把组织的使命和战略转化为有形的目标和衡量指标。BSC 中客户方面，管理者们确认了组织将要参与竞争的客户和市场部分，并将目标转换成一组指标。如市场份额、客户留住率、客户获得率、顾客满意度、顾客获利水平等。BSC 中的内部经营过程方面，为吸引和留住目标市场上的客户，满足股东对财务回报的要求，管理者需关注对客户满意度和实现组织财务目标影响最大的那些内部过程，并为此设立衡量指标。在这一方面，BSC 重视的不是单纯的现有经营过程的改善，而是以确认客户和股东的要求为起点，以满足客户和股东要求为终点的全新的内部经营过程。BSC 中的学习和成长方面，确认了组织为了实现长期的业绩而必须进行的对未来的投资，包括对雇员的能力、组织的信息系统等方面的衡量。组织在上述各方面的成功必须转化为财务上的最终成功。产品质量、完成订单时间、生产率、新产品开发和客户满意度方面的改进只有转化为销售额的增加、经营费用的减少和资产周转率的提高，才能为组织带来利益。因此，BSC 的财务方面列示了组织的财务目标，并衡量战略的实施和执行是否能为最终经营成果的改善做出贡献。BSC 中的目标和衡量指标是相互联系的，这种联系不仅包括因果关系，而且包括结果的衡量和引起结果的过程的衡量，最终反映出组织战略。

实际上，平衡计分卡方法打破了传统的只注重财务指标的业绩管理方法。平衡计分卡制定者认为，传统的财务会计模式只能衡量过去发生的事情（落后的结果因素），而无法评估组织前瞻性的投资（领先的驱动因素）。在工业时代，注重财务指标的管理方法是有效的，但在信息社会里，传统的业绩管理方法则出现了许多不适用之处，因为组织必须通过在客户、供应商、员工、组织流程、技术和革新等方面的投资，获得持续发展的动力。正是基于这样的认识，平衡计分卡制定者认为，组织应从四个角度审视自身业绩：学习与成长、内容流程、客户、财务。

平衡计分卡包含五项平衡：

（1）财务指标和非财务指标的平衡。企业考核的一般是财务指标，而对非财务指标（客户、内部流程、学习与成长）的考核很少，即使有对非财务指标的考核，也只是定性的说明,缺乏量化的考核,缺乏系统性和全面性。

（2）企业的长期目标和短期目标的平衡。平衡计分卡是一套执行战略的管理系统,如果以系统的观点来看平衡计分卡的实施过程,则战略是输入,财务是输出。

（3）结果性指标与动因性指标之间的平衡。平衡计分卡以有效完成战略为动因,以可衡量的指标为目标管理的结果,寻求结果性指标与动因性指标之间的平衡。

（4）企业组织内部群体与外部群体的平衡。平衡计分卡中,股东与客户为外部群体,员工和内部流程是内部群体,平衡计分卡可以发挥在有效执行战略的过程中平衡这些群体间利益的作用。

（5）领先指标与滞后指标之间的平衡。财务、客户、内部流程、学习与成长这四个方面包含了领先指标和滞后指标。财务指标是一个滞后指标,它只能反映公司上一年度发生的情况,不能告诉企业如何改善业绩和可持续发展。而对于领先指标（后三项指标）的关注,可使企业达到领先指标和滞后指标之间的平衡。

公立医院——重庆市第九人民医院、民营医院——上海曲阳医院是全国较早应用BSC的医院,近年来国家卫生健康委员会对公立医院的考核也主要运用了该体系。

（二）评级量表法

评级量表法是最传统也是用得最多的考核方法之一。评级量表法把员工的绩效分成若干项目,每个项目后设一个量表,由考核者进行考核。评级量表法之所以被用得最多,是因为考核者发现它极易完成,而且费时少,又好学,并且有效性也很高。

评级量表法是一种数量化考核,它把员工绩效的每一因素都反映出来,员工的总考核成绩可以用作其绩效增长或职级提升的依据。

除表示形式的评级量表外,还有非表形式的评级量表。非表形式的量表通常有效性更强,因为它对量表上的每一点的特征都做了简短而精确的说明,因此考核者可以给员工（被考核者）的绩效做更精确的评价。在表示形式的评级量表上,考核者只能主观地确定每个要素每一等级的水平,如什么是"低于平均"。多数评级量表都是非表形式的,因为其考核内容与工作联系更紧密,对员工表现的考核更具针对性。评级量表法示例见表1-1所示。

表1-1　评级量表示例

考核要素	考核内容	考核评定	等级及得分	考评实施依据或理由
生产效率	产品生产的数量和效率	A.91—100分 B.81—90分 C.71—80分 D.61—70分 E.60分及以下		
知识技能	经验和技术能力在工作中的表现	A.91—100分 B.81—90分 C.71—80分 D.61—70分 E.60分及以下		
纪律性	工作纪律和规章要求的符合度	A.91—100分 B.81—90分 C.71—80分 D.61—70分 E.60分及以下		
积极性	对任务分配不畏难,主动积极进行改进	A.91—100分 B.81—90分 C.71—80分 D.61—70分 E.60分及以下		
合作性	主动协助上级、同事做好工作	A.91—100分 B.81—90分 C.71—80分 D.61—70分 E.60分及以下		
总计				

说明:请根据被考评者的实际工作情况,对照上表的内容进行评分,最后汇总平均分得出结果分数。

非常优秀(A):在所有的工作领域中表现突出并远远超出其他人。

优秀(B):很好地完成工作中的主要要求,工作质量高。

良好(C):能胜任和独立完成工作,基本满足公司要求。

待改进(D):在某些方面,存在影响绩效达成的明显缺陷。

不满足要求(E):不能胜任。

这个方法适用的关键在于对于要素的提炼和对等级的定义,要素提炼越精准越清晰,评价就越准确。当评价者对每个要素和等级都有一致的见解时,个体评价者间的评价就有了一致性。

重庆市第九人民医院编写的《点值法在中国公立医院运用创新的理论与实践》一书中就采用了评级量表法的理念。

（三）360度绩效考核法

360度绩效考核法是绩效考核方法之一，其特点是评价维度多元化（通常是4个或4个以上维度），适用于对中层以上的人员进行考核，可以为组织建立正确的导向。

360度绩效考核法作为企业实现战略变革的工具具有如下作用：第一，有助于实现组织的战略目标；第二，有助于组织文化的转变；第三，有助于员工的个人发展；第四，有助于强化团队工作的效率；第五，符合员工培训和人才选拔的需要。

例如美国科罗拉多州丹佛市的强生高效行为技术公司（Johnson & Johnson Advanced Behavioral Technology ，JJABT）建立的一套新的360度反馈系统，在该新系统中，员工能够将自己的理解与上司、同事、下属和外部客户的观点做比较。公司管理人员认为，实施这一系统的关键是选择适当的评估执行人。为了建立评估执行人群体，JJABT公司员工列出与其交往的关键内部人员和外部客户，并从中选出5—10名组成评估执行人群体。每个员工的上司仍然对评估负有最终的责任，同时还要确保员工所选的评估执行人适当，这么做可防止被评估者选择支持他的客户或同事，求得较高的评定等级。

一旦经理决定了评估执行人人选，就要对评估分类做出清晰定义。由于上司最了解员工的工作任务和目标，因此其他各类评估人员最好评估他所能够直接观察到的员工的工作行为。JJABT公司的360度评估表包括以下各项：

在解决问题、做出决定和满足客户需求时具有时间观念；

清晰表达他或她的需求／期望；

与其他员工共享信息或帮助他人；

倾听其他员工的建议；

为满足未来需求而制定计划；

按计划执行任务。

评估人按照1（需要提高）—5（非常优秀）的评定等级对员工的上述项目进行评级，同时评估人还可以在空白处填写评语。员工的上司负责对资料进行整理并做出最终的绩效评定。这一评定代表了不同评估者的意见和上司对员工工作的反馈。根据公司的经验，反馈不能仅仅看其表面价值。比如当评估者给出极端高或极端低的绩效评定结果时，要引起高度注意。JJABT 公司的经理人员认为，关键是要找出数据的变化趋势或模式。通过这种方式，期望 360 度绩效评估不仅是一个评估工具，更是一个促进交流，提高员工自身发展和改进工作的综合体系。

1.360 度绩效考核法的优点

打破了由上级考核下属的传统考核制度，可以避免传统考核中考核者极容易发生的"光环效应"、"居中趋势"、"偏紧或偏松"、"个人偏见"和"考核盲点"等现象。

一个员工想要影响多个人是困难的，管理层获得的信息更准确。360 度绩效考核法可以反映出不同考核者对于同一被考核者不同的看法，防止被考核者急功近利的行为（如仅仅致力于与薪金密切相关的业绩指标）。较为全面的考核信息有助于被考核者多方面能力的提升。

360 度绩效考核法实际上是员工参与管理的方式，可在一定程度上增加他们的自主性和对工作的控制，提高了其工作满意度，员工的积极性会更高，对组织会更忠诚。

2.360 度绩效考核法的不足

考核成本高。当一个人要对多个同伴进行考核时，时间耗费多，由多人来共同考核所导致的成本上升可能会超过考核所带来的价值。

可能成为某些员工发泄私愤的途径。某些员工不正视上司及同事的批评与建议，将工作上的问题上升为个人情绪，利用考核机会"公报私仇"。

考核培训工作难度大。组织要对所有的员工进行考核制度的培训，因为所有的员工既是考核者又是被考核者。

近几年国家卫生健康委员会对公立医院的考核，也采用了 360 度绩效考核法的理念，指标体系不仅有国家卫生健康委对公立医院的专业要求与经营要求，还包括财政部门、医保部门、群众对医院的要求以及员工对医院领导的要求等指标。

（四）目标管理

目标管理（management by objectives，MBO）源于美国管理学家彼得·德鲁克，他在 1954 年出版的《管理的实践》一书中，首先提出了"目标管理和自我控制"的主张，认为"企业的目的和任务必须转化为目标。企业如果无总目标及与总目标相一致的分目标，来指导职工的生产和管理活动，则企业规模越大，人员越多，发生内耗和浪费的可能性越大"。概括来说，目标管理也即是让企业的管理人员和员工亲自参加工作目标的制订，在工作中实行"自我控制"，并努力完成工作目标的一种管理制度。

目标管理体现了现代管理的哲学思想,是领导者与下属之间双向互动的过程。目标管理是由员工与主管共同协商制订个人目标,个人的目标依据企业的战略目标及相应的部门目标而确定,并尽可能与它们一致。该方法用可观察、可测量的工作结果作为衡量员工工作绩效的标准,以制订的目标作为对员工考评的依据,从而使员工个人的努力目标与组织目标保持一致,减少管理者将精力放到与组织目标无关的工作上的可能性。

优点:目标管理的评价标准直接反映员工的工作内容,结果易于观测,所以很少出现评价失误,也适合为员工提供建议,进行意见反馈和工作辅导。由于目标管理的过程是员工共同参与的过程,因此,可大大提高员工的工作积极性,增强其责任心和事业心。目标管理有助于改进组织结构的职责分工。由于组织目标的成果和责任力图划归相应的职位或部门,因此也容易发现授权不足与职责不清等缺陷。

缺点:目标管理没有在不同部门、不同员工之间设立统一目标,因此难以对不同员工和不同部门之间的工作绩效进行横向比较,不能为以后的晋升决策提供依据。

(五)关键绩效指标

关键绩效指标(key performance indicator, KPI)是通过对组织内部流程的输入端、输出端的关键参数进行设置、取样、计算、分析,衡量流程绩效的一种目标式量化管理指标,是把企业的战略目标分解为可操作的工作目标的工具,是企业绩效管理的基础。KPI可以使部门主管明确部门的主要责任,并以此为基础,明确部门人员的业绩衡量指标。建立明确的切实可行的KPI体系,是做好绩效管理的关键。关键绩效指标是用于衡量工作人员工作绩效表现的量化指标,是绩效计划的重要组成部分。

KPI法符合一个重要的管理原理——"二八原理"。在一个企业的价值创造过程中,存在着"80/20"的规律,即20%的骨干人员创造企业80%的价值;而且在每一位员工身上"二八原理"同样适用,即80%的工作任务是由20%的关键行为完成的。因此,必须抓住20%的关键行为,对其进行分析和衡量,这样才能抓住业绩评价的重心。

KPA(key process area)意为关键过程领域,关键过程领域指出了企业需要集中力量改进和解决问题的方面。同时,关键过程领域指明了要达到该能力成熟度等级所需要解决的具体问题。每个KPA都明确地列出一个或多个目标

(goal),并且指明了一组相关联的关键实践(key practices)。实施这些关键实践就能实现这个关键过程领域的目标,从而达到增加过程能力的效果。KRA(key result areas)意为关键结果领域,它是企业实现整体目标不可或缺的、必须取得满意结果的领域,是企业关键成功要素的聚集地。

(六)科斯定理

科斯定理(Coase theorem)是由罗纳德·科斯(Ronald Coase)提出的一种观点,这种观点认为,在某些条件下,经济的外部性或者说非效率可以通过当事人的谈判而得到纠正,从而达到社会效益最大化。科斯本人从未将定理写成文字,而其他人如果试图将科斯定理写成文字,则无法避免表达偏差。关于科斯定理,比较流行的说法是:只要财产权是明确的,并且交易成本为零或者很小,那么,无论在开始时将财产权赋予谁,市场均衡的最终结果都是有效率的,实现资源配置的帕累托最优。

假定一个工厂周围有5户居民,工厂烟囱排放的烟尘因为让居民晒在户外的衣物受到污染而使每户居民损失75美元,5户居民总共损失375美元。解决此问题的办法有三种:一是在工厂的烟囱上安装一个防尘罩,费用为150美元;二是给每户居民配台除尘机,除尘机价格为50元,总费用是250美元;三是每户居民有75美元的损失补偿,补偿方是工厂或者是居民自身。假定5户居民之间,以及居民与工厂之间达成某种约定的成本为零,即交易成本为零,在这种情况下,如果法律规定工厂享有排污权(这就是一种产权规定),那么,居民会选择每户出资30美元去共同购买一个防尘罩安装在工厂的烟囱上,因为相对于每户拿出50元钱买除尘机,或者自认75美元的损失来说,这是一种最经济的办法。如果法律规定居民享有清洁权(这也是一种产权规定),那么,工厂也会选择出资150美元购买一个防尘罩安装在工厂的烟囱上,因为相对于出资250美元给每户居民配备一个除尘机,或者拿出375美元给每户居民赔偿75美元的损失,购买防尘罩也是最经济的办法。因此,在交易成本为零时,无论法律是规定工厂享有排污权,还是相反,即规定居民享有清洁权,最后解决烟尘污染衣物导致375美元损失的成本都是最低的,即150美元,这样的解决办法效率最高。这个例子说明,在交易成本为零时,无论产权如何规定,资源配置的效率总能达到最优。

科斯定理的精髓在于其发现了交易费用及其与产权安排的关系,提出了交易费用对制度安排的影响,为人们在经济生活中做出关于产权安排的决策提供了有效的方法。根据交易费用理论的观点,市场机制的运行是有成本的,制度的使用是有成本的,制度安排是有成本的,制度安排的变更也是有成本的,一切制度安排的产生及其变更都离不开交易费用的影响。交易费用理论不仅是研究经济学的有效工具,也可以解释其他领域很多经济现象,甚至可以解释人们日常生活中的许多现象。比如当人们处理一件事情时,如果交易中需要付出的代价(不一定是货币性的)太多,人们可能要考虑采用交易费用较低的替代方法甚至放弃原有的想法;而如果处理结果大致相同或既定时,人们一定会选择付出较少的一种方式。

科斯定理在民营医院确定员工薪酬时广泛应用。公立医院在引进特殊人才时,也常用科斯定理与被引进者商谈各项条件,常常是一人一事一议,包括薪酬、岗位、职位、住房条件等,这样比定一个规则"交易"成本更低,但容易引起其他员工对医院制度是否公平的质疑。

(七)纳什均衡

纳什均衡是指博弈中这样的局面:对于每个参与者来说,只要其他人不改变策略,他就无法改善自己的状况。纳什证明了在每个参与者都只有有限的策略选择并允许混合策略的前提下,纳什均衡一定存在。以两家公司的价格大战为例,价格大战存在着两败俱伤的可能,在对方不改变价格的条件下既不能提价,否则会进一步丧失市场;也不能降价,因为会出现赔本甩卖。于是两家公司可以改变原先的利益格局,通过谈判寻求新的利益评估分摊方案。相互作用的经济主体假定其他主体所选择的战略为既定时,选择自己的最优战略的状态,也就是纳什均衡。

假设有n个局中人参与博弈,如果某种情况下无一参与者可以独自行动而增加收益(即为了自身利益的最大化,没有任何单独的一方愿意改变其策略),则此策略组合被称为纳什均衡。所有局中人的策略构成一个策略组合(strategy profile)。纳什均衡从实质上说,是一种非合作博弈状态。

举个常见的价格战例子来说明:生产同一产品的若干厂家会形成一个稳定的状态,在这个状态下,各家所卖的产品价格保持基本一致,各方就形成了一个"纳什均衡"。若其中一方打破默契,开始大幅降价,以求薄利多销,获取更大利润,那么其他家便会很快跟进,互相压价。刚开始先降价的一方短期内可能会增加销量和利润,但最终结果是两败俱伤。

纳什均衡达成时,并不意味着博弈双方都处于不动的状态,在顺序博弈中这个均衡是在博弈者连续的动作与反应中达成的。纳什均衡也不意味着博弈双方达到了一个整体的最优状态。需要注意的是,最优策略双方不一定达成纳什均衡,而弱优势和弱劣势策略双方则有可能达成纳什均衡。在一个博弈中可能有一个以上的纳什均衡,而"囚徒困境"中有且只有一个纳什均衡。

纳什均衡的原则常在股份制医院中应用。

(八)参与约束原则与激励相容原则

代理人参加工作的收益不小于不参加工作的收益,即参与约束。参与约束是指代理人努力工作获得的期望效用至少要和他在其他地方工作获得的效用一样大,这个要求对代理人愿意留在这家公司工作起到了保证作用。

激励相容是指给定委托人不能观测到代理人的行动和自然状态,在任何的激励合同下,代理人总是选择使自己的期望效用最大化的行动。

哈维茨(Hurwiez)创立的机制设计理论中,"激励相容"是指:在市场经济中,每个理性经济人都会有自利的一面,其个人行为会按自利的规则行为行动;如果能有一种制度安排,使行为人追求个人利益的行为,正好与企业实现集体价值最大化的目标相吻合,这一制度安排,就是"激励相容"。现代经济学理论与实践表明,贯彻"激励相容"原则,能够有效地解决个人利益与集体利益之间的矛盾冲突,使行为人的行为方式、结果符合集体价值最大化的目标,让每个员工在为企业多做贡献中成就自己的事业,即让个人价值与集体价值的两个目标函数实现一致化。

参与者理性实现个体利益最大化的策略,与机制设计者所期望的策略一致,从而使参与者自愿按照机制设计者所期望的策略采取行动。

不妨通过一个例子来说明激励相容的重要性。某企业下午六点下班,六点五十分可以提供免费加班餐,食堂食物种类繁多,美味可口。算上排队领餐和吃饭的时间,员工吃完饭差不多已经七点半。公司还有另外一条制度:八点半公司有线路覆盖全市的班车。没人逼员工加班,但是能体面地坐着一人一座的大巴回家,没有经停,不用挤地铁,那多好!于是员工愿意选择再加一个小时班。八点半,如果事情没忙完,又或者还要走路到停车场,特别是刮风下雨或者下雪天,公司还有一条制度:九点半以后打车公司可以给报销。那就再加一个小时班吧,能打车,从公司楼下打到小区楼下,多好。就这样,不用逼着员工加班,公司人性化的制度却使员工愿意从下午六点干到晚上九点半,然后再打车回家。员工主动加班,达到了管理者的期望。

在这个例子里面,员工为了得到加班免费晚餐、大巴班车、免费打车等个人利益,要付出三个半小时的加班时间,与公司集团利益交换。这一制度设计中,既有个人利益也有集体利益的考量,这样的制度即是充分利用了激励相容原则。

医院应用激励相容原则,主要体现在制度设计如何使个人职业生涯规划与医院可持续发展同步。

(九)矩阵数据分析法

矩阵数据分析法(matrix data analysis chart),又译作矩阵资料分析法,它是新的质量管理七种工具之一。

矩阵图上各元素间的关系如果能用数据定量化表示,就能更准确地整理和分析结果。这种可以用数据表示的矩阵图法,叫作矩阵数据分析法。在质量控制(quality control)新七种工具中,数据矩阵分析法是唯一一种利用数据分析问题的方法,但其结果仍要以图形表示。

矩阵数据分析法的主要方法为主成分分析法(principal component analysis),利用此法可从原始数据中获得许多有益的信息。主成分分析法是一种将多个变量化为少数综合变量的一种多元统计方法。

矩阵数据分析法与矩阵图法类似。它区别于矩阵图法的地方在于:不是在矩阵图上填符号,而是填数据,形成一个分析数据的矩阵。其原理是在矩阵图的基础上,把各个因素分别放在行和列,然后在行和列的交叉点中用数量来描述这些因素之间的对比,再进行数量计算,定量分析,确定哪些因素是相对比较重要的。它是一种定量分析问题的方法。目前,这种方法在日本有广泛的应用,但只是作为一种"储备工具"。应用这种方法,往往需要借助电子计算机。

下面简要介绍如何利用矩阵数据分析法进行分析。

(1)确定需要分析的各个方面:易于控制、易于使用、网络性能、与其他软件兼容、便于维护等,并确定它们的相对重要程度。

(2)组成数据矩阵。把这些因素分别输入表格的行和列,如表1-2所示。

(3)确定对比分数。自己和自己对比的地方都打0分。以"行"为基础,逐个和"列"对比,确定分数。"行"比"列"重要,给正分,分数范围从9分到1分。打1分表示两个重要性相当。如果"行"没有"列"重要,给反过来重要分数的倒数。实际上,围绕以0组成的对角线对称填写对比的结果就可以了。

表 1-2　矩阵数据分析法

A	B 易于控制	C 易于使用	D 网络性能	E 软件兼容	F 便于维护	G 总分	H 权重%
易于控制	0	4	1	3	1	9	26.20
易于使用	0.25	0	0.20	0.33	0.25	1.03	3.00
网络性能	1	5	0	3	3	12	34.93
软件兼容	0.33	3	0.33	0	0.33	3.99	11.62
便于维护	1	4	0.33	3	0	8.33	24.25
总分之和	34.35						

(4)加总分。按照"行"把分数加起来。在 G 列内得到各行的总分。

(5)算权重分。把各行的总分加起来,得到总分之和。再把每行总分除以总分之和,得到 H 列每行的权重分数。权重值愈高,说明这个方面最重要,如:"网络性能"最高,为 34.93%,说明网络性能最重要;其次是"易于控制",为 26.20%。

当医院进行绩效方案的制订和选择时,往往需要对多种因素加以考虑,然后针对这些因素权衡其重要性,加以排队,得出加权系数。利用这个方法就能确定哪些因素是临界质量特性[①],最后做出正确的选择。

(十)RBRVS

RBRVS(resource-based relative value scale)即以资源为基础的相对价值表,是诞生于美国的评价医务人员劳动价值的工具,它不仅是"钱怎么分"的绩效模式表,也与"钱怎么来"密切关联。该表还在不断地改进。部分国家与地区还把RBRVS作为医保支付的依据之一。就我国而言,台湾改良版 RBRVS 在大陆地区医院应用较多。RBRVS 是依据医师在为患者提供诊疗服务过程中所耗费的资源成本来客观合理地评估其服务酬金的方法。RBRVS 系统由哈佛大学公共卫生学院萧庆伦研究团队在美国医学会支持下于 1980 年代中后期开发,以实际耗用资源作为支付的依据,来消除不同专科间、医疗服务间、地理区域间支付不公平的困境,其基本思想是通过比较医师服务中投入的各类资源要素成本的高低来计算每次服务的相对值,即相对价值比率(relative value units,RVUs),并结合服务数量及服务费用总预算计算 RVUs 的货币转换因子(conversion factor,CF),可通过该因子与每项服务的 RVUs 的乘积推算出该项服务的医师价格。目前,

---

① 质量特性是指产品、过程或体系与要求有关的固有属性。

RBRVS 计算公式为：RBRVS=（wRVU × wCPCI）+（peRVU × peCPCI）+（mpRVU × mpCPCI）。其中，wRVU、peRVU、mpRVU 分别表示医师投入总工作量、执业费用、医疗纠纷费用相对值，wCPCI、peCPCI、mpCPCI 分别表示医师投入总工作量、执业费用、医疗纠纷费用的地区调整因子。我国医改发展方向之一的价值医疗，就运用了 RBRVS 的基本原理。

二、主要为股份制医院（企业）应用的管理工具及相关绩效理论

（一）我国股份制医院简介

目前，我国的医疗体制改革允许并鼓励社会资本参与医院建设，从而使股份制医院大量出现。股份制医院大多由我国部队转地方的医院、从国有或集体企业中脱离出来的医院，以及地方规模较大的人民医院与大企业合作建立。股份制医院参考股份制企业的运作机制，除了少数经营效果令人满意外，大多存在这样那样的问题，究其原因，与股份制的运作不够规范有关。严格意义上的股份制，应该是两个或两个以上的利益主体，以集股经营的方式自愿结合的一种企业组织形式。它是适应社会化大生产和市场经济的发展需要、实现所有权与经营权的相对分离、利于强化企业经营管理职能的一种企业组织形式。

（二）我国股份制医院的主要特征

1. 发行股票

发行股票，作为股东入股的凭证。股东一方面借股份制医院取得股息，另一方面也参与医院的经营管理。

2. 具有股份制企业内部组织结构

股东代表大会是股份制医院的最高权力机构，董事会是最高权力机构的常设机构，院长（相当于一般企业总经理）主持日常的医疗经营活动。

3. 具有风险承担责任

股份制医院的所有权和收益分散化，经营风险也随之由众多的股东共同分担。

4. 具有较强的动力机制

众多股东由于利益上的原因关心医院的运营状况，从而使股份制医院的重大决策趋于优化，使医院的发展能够建立在利益机制的基础上。

（三）我国股份制医院的主要形式与存在的问题

1. 政府（或企业）参股医院

原政府所属的企业、部队医院，经过资产核算后作为政府股份，或者，政府再注资后与企业管理层、员工按照不同的持股比例组成股份制医院。这种医院实际上没有脱离原来的模式，政府或企业"甩掉包袱"后，医院为了生存下去，在经营过程中泥沙俱下，各种不规范的方法一起上，结果是患者利益没有得到保障，医院名声却遭到沉重打击，也造成国有资产流失。

2. 政府（或企业）控股医院

政府或大的企业与大的医学院附属医院进行的股份制合并，医院资产核算后，政府（或企业）持有大多数股份，拥有对日常经营和管理的绝对控制权。这种股份制医院中，政府（或企业）主要负责对院长的任命，股东实际上还是政府（或企业）。在市场化改革的过程中，医院仍然以效益优先，往往丢掉了社会责任，出现了"看病难、看病贵"的问题。

3. 医院内部职工持股的医院

按照当时医院职工人数、资产和负债，管理层、职工按照一定的比例持有医院的全部股份份额。这种医院也存在着问题，比如部分骨干职工由于不愿意出资购买持有医院股份，其归属感必定没有购买了医院股份的员工强，这有可能导致人才流失。在骨干职工跳槽后，需要引进新的业务骨干，新引进人员的能力一般比较强，而新引进人员持股份额如何计算也成了问题，弄不好就会使得这些人再次跳槽。

4. 产权明晰的民营股份制医院或外资控股医院

产权明晰的民营医院或外资控股医院，企业的董事会、股东大会、监事会和经营管理结构一般比较合理，按道理应该取得不错的成绩。然而，目前这样的医院成功的案例却很少。

（四）相关的绩效理论

1. 产权理论

1991年的诺贝尔经济学奖得主科斯是现代产权理论的奠基者和主要代表，被西方经济学家认为是产权理论的创始人，他一生所致力研究的不是经济运行过程本身（这是正统微观经济学所研究的核心问题），而是经济运行背后的财产权利结构，即经济运行的制度基础。他的产权理论发端于对制度含义的界定，通过对产权的定义,对由此产生的成本及收益的论述,从法律和经济的双重角度阐明了产权理论的基本内涵。有必要以马克思对产权的定义为指导,全面深刻地从正反两个方面分析研究科斯产权理论(主要是"科斯第二定理")的实质和特点。

2. 超产权理论

超产权理论是基于对产权理论的有效性的怀疑而提出来的。超产权理论不认同产权理论提出的通过产权改变,完善企业治理机制,引入利润激励机制,从而不断提高企业的效益的观点,认为企业效益主要与市场结构有关,即与市场竞争程度有关。超产权理论对产权理论的主要突破有:

(1)超产权理论拓展了产权理论对企业绩效决定因素的分析视野,丰富和发展了产权理论。

产权理论只阐明了产权激励(实践上表现为利润激励)与企业效益之间的关系;超产权理论不但概括了这一关系,同时还发现了竞争激励和企业治理机制与效益之间的关系,将市场结构与企业产权制度及由其决定的企业治理结构,结合起来分析企业绩效,将产权理论的企业产权制度系统拓展到市场制度系统。超产权理论较之于产权理论,在解释企业绩效方面更具有内在逻辑和现实感。就此而言,超产权理论在理论上是一个进步。产权理论中的产权激励只有在市场竞争的前提下,才能有效地刺激经营者尽职勤勉。市场竞争对于产权激励,具有放大倍增功能。竞争越激烈,利润激励刺激经理努力与投入的作用也越大。但需指出的是,超产权理论的有效性在很大程度上取决于产权、竞争和市场的均衡发展,三者缺一不可。市场发育的程度和产权明晰的程度这二者本身也要相互匹配。中国和俄罗斯的改革进程印证了这一点。俄罗斯的改革采用休克疗法,一步到位实现私有化,按照产权理论应该很有效,但由于市场本身未发展到相当的程度,所以效率很差。中国的乡镇"草根"企业,产权模糊,但很有效率和竞争力,就是因为它与当下中国的市场环境是相适应的。

(2)超产权理论阐明了自然人私有企业和公共企业相比孰优孰劣的前提条件,尤其是国有企业改革成功的先决条件。

超产权理论指出了国有企业改革的发展趋势,认为发达国家的国有企业改革,在使国有企业向国有商业化、私有化转化的同时,应当致力于打破垄断,创造竞争。而产权理论认为,自然人私有企业是激励机制最完美的形式。产权私有化曾一度被视为解决国有企业走出困境的良方,但事实表明此方并非绝对良策,问题也并非如此简单。俄罗斯的全盘私有化并没有带来经济的增长,反而使经济濒于崩溃的边缘;西方产权私有化的企业中,绩效不佳者并不鲜见,曝出财务丑闻的安然公司就是其中一例。可见,产权与企业业绩不一定存在必然的正相关关系。

(3)超产权理论阐明了竞争的作用。

超产权理论指出,竞争具有激励努力、完善信息、发展企业和进化市场四大功能,竞争是改善企业机制、提高企业效益最根本的保证。竞争不能保证每家企业都能生存,但能保证最有效益的企业得到发展。靠利润激励去驱动经营者的努力,必须要以竞争市场为前提。在短期内,通过产权迅速改善治理机制是有积极意义的,变动产权是优化企业治理结构的一种手段。但是,企业的持久成功取决于治理机制能否不断改善以适应市场竞争。要改善企业治理结构,基本的一点就是引入竞争。超产权理论和竞争理论都强调创造公平、公正、公开、具有公信力和充分竞争的市场环境。市场竞争的充分性,体现在市场进入机制和退出机制的有效性和完善性上。就我国医院现在的情况看来,尽快建立一个高效的市场退出机制在改革中更为紧迫。没有一个有效的退出机制的市场,其竞争是不充分、不完善的。

(4)超产权理论所强调的竞争激励与治理机制,比产权理论在实证解释方面更具有内在逻辑性,既能解释私有企业的成功,也能解释国有企业的不败。

相比之下,产权理论却不适用于说明后者。实际上,产权理论受到的最大实证挑战,就是一些国有企业的成功。超产权理论起源于英国是耐人寻味的,因为英国是世界上最早实践产权私有论的国家,同时,英国又是市场经济发展最为成熟的资本主义国家。超产权理论和英国的实践,对于中国这样一个发展中的社会主义国家的国有企业改革,具有启发性、参考性和借鉴性。当然,任何理论应用于实践,都离不开一定的假设,都要受制于一定的条件。超产权论提出的"竞争机制"和"产权机制"两个因素的关系,决定着企业治理机制的改善情况。但中国具有一定的特殊性,中国的国企改革,不能"超越产权"。而且,中国的民营企业虽然在近些年有了长足发展,但在实力和规模上尚不能与国有企业相提并论。

3. 公司治理理论

公司治理(corporate governance),又译为法人治理结构,是现代企业制度中最重要的组织架构。

狭义地理解,公司治理是从企业所有权层面,研究如何授权给职业经理人并针对职业经理人履行职务行为行使监管职能的科学。

广义地理解,公司治理是研究企业权力安排的一门科学。

公司治理在市场经济发达的国家也是一个很新的概念。20世纪90年代以来,公司治理在发达国家成为一个引起人们持续关注的问题。亚洲金融危机之后,公司治理改革成为东亚国家和地区的热门话题和首要任务。

由于经济全球化的加速发展,投资者要求各国改善公司治理结构,许多国家掀起了公司治理改革的浪潮。

4. 股权激励方案

股权激励方案是指通过企业员工获得公司股权的形式,使其享有一定的经济权利,使其能够以股东身份参与企业决策、分享利润、承担风险,从而使其尽心尽力地为公司的长期发展服务的一种激励方法,是公司发展必要的一项相对长期的核心制度安排。

股权激励方案应包含:股份分配、股份与资金来源、激励目的、激励模式、激励对象与考核、股份管理等。

股权激励制度作为一种中长期的激励制度,有着绩效奖励等传统激励手法难以达到的效果。无论是对内激励企业员工,还是对外激励上下游产业链,科学合理的股权激励制度,都能为企业释放股权核能。具体来说,股权激励的优势如下:

(1)吸引、激励和留住人才;

(2)绑定老板和员工的利益,整合上下游产业链,共担风险,共享收益,共同发展;

(3)解决股东和高管之间的委托代理关系所带来的潜在问题;

(4)让公司的发展目标成为员工的个人发展目标,推动企业全速发展;

(5)对一些创业期的公司来说,前期现金流压力较大,可以通过股权激励给予员工未来收益的预期,从而减少现金流的支出。

需要注意的是,在进行股权激励时,创始人需要以出让股权为代价,如若比例安排不当,其控制权便会受到威胁。实行股权激励要达到的理想状态是:

(1)合理、公平地给出股权,人才得到有效激励;

(2)创始人的控制权不会受到威胁。

5. 积分制理论

是指把积分制度用于对人的管理,以积分来衡量人的自我价值,反映和考核人的综合表现,然后再把各种物质待遇、福利与积分挂钩,并向高积分人群倾斜,从而达到激励人的主观能动性,充分调动人的积极性的目的。

积分制管理的核心内容就是用奖分和扣分来记录和考核人的综合表现,然后用软件记录,并且终身有用,从而调动人的内在动力,让优秀的人不吃亏,让"吃亏是福"真正变为现实。

对每一个员工行为表现都要用积分进行360度量化考核。除了对表现好的员工要给予奖分外,对表现差的员工的各种违规行为、不良表现都要给予扣分。例如员工迟到、早退要给予相应的扣分,员工不戴胸牌、不穿工作服要给予扣分,员工下班未关电脑、卫生包干区不干净、不服从分工、旷工以及吵架、骂人、打架等都要给予相应的扣分。例如员工提出一个建议可得到20分积分奖励,说公司坏话,可扣减20分。因为只有做到了全方位量化考核,其积分才能代表一个人的综合表现,才能被公司的全体员工和管理者认可,才能与各种福利待遇挂钩。

积分制管理是一种颠覆传统绩效模式,赋予考核文化属性的员工激活系统。积分制管理就是企业在绩效管理的基础上,对员工的个人能力、工作和行为通过用奖分和扣分的形式进行全方位的量化考核,搭配积分软件使用,并与奖金池关联,从而实现最大化地调动员工的积极性。积分制管理模式应用于企业时,如果不能配套更高层次的运营管理系统,就只能对员工的日常行为进行管理,只能起到在一定程度上调动积极性的作用。

系统运营中的积分制管理是一种颠覆传统绩效模式的最实用、最前沿、最简单的员工激活系统。积分制管理能够使企业产生一种强大的向心力和凝聚力,使员工在积分的文化氛围中,通过切身的心理感受,产生对工作的自豪感和使命感,以及对企业的认同感与归属感,最终使员工将自己的思想、情感、行为与企业的经营联系在一起。

积分制管理能使企业内部形成强大的势能,使员工的价值得到认同,并能引导员工的行为。积分制管理是一种无形的约束机制,无形的准则操控着企业的经营管理活动,规范、指导、约束着每个员工的行为。

积分制管理回归人性管理,是颠覆传统绩效模式的员工激活系统。积分制管理能帮助企业解决用金钱不能解决的问题,加强人才建设,提高核心竞争力,完善激励制度,降低公司的管理成本,全面提高管理绩效。

积分制管理可以使医院对职工的评价标准化、精确化、客观化,积分可作为医院职工岗位调整、职称晋升、评先树优、福利待遇、奖惩实施的重要依据。

6．KSF与PPV

KSF即"关键成功因子"(key successful factors),是指决定岗位价值的最有代表性和影响力的关键性指标。

KSF薪酬全绩效模式,是一种员工价值管理工具,适用于管理者岗位和一线销售。将员工要的薪酬与公司要的绩效进行全面融合,寻找两者关注的平衡点,从而形成利益的共同体,实现共创共赢。因此,KSF薪酬全绩效模式不仅着眼于绩效优化,更致力于同步提升员工收入,激发员工士气和创造力。

KSF薪酬全绩效模式使员工真正能够多劳多得。员工收入越高老板越开心,因为企业的利润也越高。当员工和企业的利益趋同时,思维和行动也就自动实现统一。

一个企业的生产经理,工资怎么发?

按照传统的薪酬模式,可能是固定工资,或者是固定工资+绩效工资。

员工每个月收入不会有太大变动，自然也没什么积极性做更多的事情，只要保证不出什么问题就行了。至于费用率、成本、员工流失率、利润率，和他没关系，他也不会在意。

　　以某生产管理经理的KSF为例来说明KSF薪酬模式（见表1-3）。

表1-3　某生产管理经理的KSF

	K1 总工艺毛利润(不含主材)	K2 生产工艺总产值(不含主材)	K3 公司总报废率	K4 部门费用率	K5 及时交货率	K6 生产工艺小时产值(总)	K7 员工主动流失人数	K8 培训
月薪权重	25%	15%	10%	10%	20%	10%	5%	5%
占比金额	1250元	750元	500元	500元	1000元	500元	250人	250小时
平衡点	407166元	4283589元	8.05%	3.51%	96.36%	40.50元	0.17人	2小时
奖励刻度	每多10000元	每多30000元	每降低0.05%	每降低0.02%	每上升0.05%	每多0.1元	每月0人流失	多培训不奖励
奖励尺度	奖励31元	奖励5.3元	奖励2.5元	奖励2.3元	奖励2元	奖励1.2元	奖励50元	
少发刻度	每少10000元	每少30000元	每上升0.05%	每上升0.02%	每降低0.05%	每少0.1元	每流失1人	每少1小时
少发尺度	少发25元	少发4元	少发2元	少发2.3元	少发2元	少发1元	少发250元	少发125元

　　如果采用KSF薪酬模式，他会有7个加工资的渠道，在原有平衡点上：

　　总工艺毛利润每增加10000元，奖励31元；

　　生产工艺总产值每多30000元，奖励5.3元；

　　公司总报废率，每降低0.05%，奖励2.5元；

　　部门费用率，每降低0.02%，奖励2.3元；

及时交货率，每上升0.05%，奖励2元；

生产工艺小时产值，每多0.1元，奖励1.2元；

员工流失率，没流失，奖励50元。

KSF增值加薪法，给员工提供了没有上限的加薪模式，员工可以凭借自己的努力，创造更好的结果，为自己加薪。对企业来说，员工拿得越多，意味着他做出的成绩越大，员工收入越高，企业效益越好！

PPV(purchase price variance)原意是采购价格变化——实际采购价格(actual price paid)与标准成本(standard cost)间的差异。这种绩效模式是基于个人产值/价值的薪酬绩效模式，其工作量分配法适用于二线基层员工。其设计原理是：企业与员工的关系是一种交易关系，企业向员工购买他直接贡献的产值与价值。如果员工做出的成绩达不到企业的要求，企业可以对既定的产值标准进行减扣，并按实际认同的产值计算产值回报。体现了同岗不同薪、多劳多得、价值交易、复合型岗位设计一专多能的特点。

目前，很多企业都已开始使用PPV量化产值薪酬模式，它打破了传统定编定岗来招人和付薪的模式，完全根据工作量来招人和支付工资，推动员工从被动工作到主动工作，从而极大地提升企业的人员效率，快速帮助企业减员增效加薪。

例如连锁美容企业一名前台文员的PPV(产值量化薪酬模式)：

前台工作项　1500元(每天约3小时)；

公司考勤工作项　200元(平均每天1小时，每月3日前出考勤表，无差错无延迟)；

网络客服项　400元(每天2小时，明确工作要求与标准、好评率、点击率)；

公司积分运行项　300元(每天0.5小时，录入分值、排名登记、快乐大会等)；

网络产品销售　按提成机制执行；

公司办公水电费　与去年同期对比，节约部分的10%(上线不得超过300元/月)。

接着，这位前台文员每天都忙起来了，下班时间也在工作。

每月收入由过去固定的2000元涨到平均5000多元。6个月后，他被公司调到网络部担任业务小主管，现在月薪已经过万了。公司不仅保住了一名前台文员，更将他培养成骨干人才。好的机制，就是在挖掘员工的才干，释放他的潜能，绝不浪费人才。世界上没有无用之人，只是有人无用武之地。

经验表明，KSF薪酬模式主要适用于中层干部或以上，PPV薪酬模式主要适用于基层员工。

第二节　与薪酬绩效管理相关的财务基础简述

一、概论

成本管理理论就是运用管理学的理论和方法,对企业资源的耗费和使用进行预算和控制的理论、程序和方法的总称。它源于一定的社会经济环境,并由当时社会生产力的发展状况所决定。21世纪以来,经营环境的变化使传统的成本管理模式面临挑战,成本管理的重心也由事中的成本控制向前延伸,进一步扩展到事前的成本预测、计划阶段,并与企业发展战略相匹配,形成了一种新型的成本管理模式——战略成本管理,它标志着成本管理理论日趋成熟。

(一)萌芽期

一般认为,成本管理理论是从19世纪20年代后期发展起来的,但作为成本管理基础的成本核算,在15世纪中叶就已经出现,它首先产生于人们计算销售损益的需要。从企业发展的历史来看,早期由于生产力水平较低,科技不发达,企业规模普遍较小,产品品种单一,整个市场产品供不应求,处于卖方市场,所以消费者只是产品和阶段的接受者,根本没有多大的选择余地。在这种条件下,企业经营活动的重心自然是想方设法提高生产效率、增加产量,成本核算只是企业生产经营活动的一个附带职能。那时生产者只是在产品销售后用盘存的方法,倒轧出销货成本,以计算销售损益。由于必须等到商品销售后才能算出其成本,所以倒轧法往往不能满足产品定价和及时计算企业损益的需要。为了在产品完工后就能及时了解产品成本的情况,人们积极探索,形成了以实际成本为主要内容的成本核算方法。

1889年,英国会计师G.P.诺顿(Norton)在《纺织工业簿记》一书中,主张将成本分为主要成本和间接费用两大部分。主要成本按产品进行分配,间接费用则直接转到损益账户中,设计出了制造成本法的模式。这一时期成本管理的思想尚在酝酿之中。

(二)形成期

20世纪以后,随着资本主义社会生产力的迅速发展,社会资本逐渐向大企业集中,企业规模不断扩大,使经营管理日益复杂化,而且大量生产造成的平均利润率下降,迫使企业改变凭经验或惯例进行管理的传统方法,合理地进行内部管理。

1911年，美国工程师弗雷德里克·温斯洛·泰勒发表了著名的《科学管理原理》一书，将科学引进了管理领域，提出了"以计件工资和标准化工作原理来控制工人生产效率"的思想。随后，在会计中"标准成本"、"差异分析"和"预算控制"等技术方法便应运而生。与以前仅利用过去数值进行成本计算的方法不同，标准成本法要求预先制定作为规范的标准数值，在生产经营过程中，随着生产耗费的发生，就将实际资金耗费与标准成本值相比较，从而揭示实际耗费脱离标准的差异，以便及时采取相应的措施予以调节。

现行标准成本是以短期的预计价格、现实条件下可达到的作业效率水平和预计的开工率为前提制定的。由"理想标准成本"发展到"现行标准成本"，标志着标准成本从原来的作为理想的规范向作为现实应达到的目标转化，并促使标准成本在产品实际成本的控制中更有效地发挥作用。

标准成本制度的诞生和发展将成本管理从事后成本核算前移到事中成本控制，使工程技术人员、管理人员及生产工人都增强了控制成本的意识，推动了企业成本的降低和节约。它是一种能满足企业计算损益的需要，从而将成本控制与成本核算有机地结合起来的成本制度。

（三）发展期

20世纪40年代，特别是第二次世界大战以后，企业规模的不断扩大和市场竞争的日益激烈，促使企业广泛推行职能管理和行为科学管理，以提高企业的竞争能力，企业因此在成本管理控制上不断开拓新的领域。1947年，美国通用电气公司工程师麦尔斯（Miles）首先提出"价值工程"（value engineering）的概念，要求企业在新产品设计或者产品改造时，就要从消费者的需要出发，考虑产品的成本，尽量采用新结构、新工艺、新材料以及通用件、标准件等，实现功能与成本的"匹配"，尽量以最少的单位成本获得最大的产品功能。价值工程的实践，使产品成本大幅度下降，同时也扩展了成本控制的空间范围，完善了成本管理方法，并迅速为世界各国采纳和运用。后来在实践中，其应用领域不断扩大，在筹建新企业、投资建设项目、实施技术改造以及调整产业方向中都需要进行"可行性研究"，即对市场需求、厂址选择、生产技术选择、筹资方式等方面进行调查研究，预测投资总额，考察成本水平，这就使事前成本控制得到进一步的发展。成本管理的内容由此扩展到了技术领域，从经济着眼，从技术着手，把技术与经济结合起来，有效地促使了成本降低。

具体来讲，发展期成本管理主要包括三个方面的内容：

（1）对产品的研究设计、试制过程实行目标成本管理，即从产品开发、设计选型到试验，从工艺设计、工装设计到选用设备、选用材料和组织供应等都要考虑降低成本的要求，进行技术经济分析和价值分析，保证设计、工艺工作的经济合理性。

（2）对产品生产过程实行目标成本管理，即从原材料投入生产，经过各个生产环节到生产完成的成本形成过程所进行的管理。从组织生产过程、投入的时间、投入的批量、投入的方式，到各个生产单位的材料、工时消耗、费用开支、在制品占用量、生产的连续性以及产品质量、停工待料等成本的形成所进行的管理。

（3）对产品销售过程进行目标成本管理，即对从产品入库到产品销售和使用服务过程的成本形成进行的管理，对从产品入库保管、储备占用、包装运输到广告推销、售后服务开支等成本的形成进行的管理。

（四）展望期

由于高新技术的广泛应用，企业的生产环境已从过去的劳动密集型向资本密集型和技术密集型转化，产品成本结构也发生了重大变化，企业的直接人工成本占比急剧下降，而制造费用等间接费用的比例却大幅度提高，其构成内容大大复杂化，再加上新产品不断涌现，产品寿命周期越来越短，市场竞争更加激烈，消费者的环保意识逐渐增强，使企业不得不将管理活动提高到战略化层次，对企业生存和发展进行全局谋划、统筹安排。于是，以寻求企业持久竞争力为核心的战略管理便应运而生，成本管理也由原来的战术管理过渡到战略管理阶段，并日趋成熟。战略成本管理主要是从战略角度来研究成本管理的各个环节，从而进一步找出降低成本的途径。

战略成本管理是全方位、全环节、全过程和全员管理的统一体，是商品使用价值和商品价值相结合的管理，也是经济和技术相结合的管理。战略成本管理的基本思想包括成本的源流管理思想、与企业战略相匹配的思想、成本管理方法措施的融入思想和培养职工的成本意识等。它强调：成本管理要从成本发生的源流着手，所采取的成本管理战略措施要与企业的基本战略、企业的发展阶段相适应，各种战略措施之间要相互配合；成本管理的方法措施体系只有融入管理过程与业务活动之中，才能真正发挥作用；控制成本需要全体职工的共同参与，要培养职工的成本意识。成本管理战略措施体系的内容可以从改变成本发生的基础条件和日常成本管理两个方面展开。

二、成本管理的基本理论

(一)成本管理的对象

成本管理的对象是与企业经营过程相关的所有资金耗费,既包括财务会计计算的历史成本,也包括内部经营管理所需要的现在和未来成本;既包括企业内部价值链内的资金耗费,也包括行业价值链整合所涉及的客户和供应商的资金耗费。

成本管理的对象从本质上说都是资金流出,但是具体到每个企业的成本管理系统,成本管理的对象还是有所不同。传统的简单加工型小企业的成本管理仅限于进行简单的成本计算,其成本管理对象也就限定于企业内部所发生的资金耗费。而处于激烈竞争中的大型企业为赢得竞争,必须关注企业的竞争对手和潜在的所有利益相关者,因此其成本管理对象也就突破了自身内部的界限,凡是和企业经营过程相关的资金消耗都属于成本管理的范围。

(二)成本管理的目标

成本管理的基本目标是提供信息、参与管理,但在不同层面又可分为总体目标和具体目标两个方面。

1. 总体目标

成本管理的总体目标是为企业的整体经营目标服务的,具体来说包括为企业内外部的相关利益者提供其所需的各种成本信息,以供其决策和通过各种经济、技术和组织手段实现控制成本水平。在不同的经济环境中,企业成本管理系统总体目标的表现形式也有所不同。在竞争性经济环境中,成本管理系统的总体目标主要依据竞争战略而定。在成本领先战略指导下,成本管理系统的总体目标是追求成本水平的绝对降低,而在差异化战略指导下,成本管理系统的总体目标则是在保证实现产品、服务等方面差异化的前提下,对产品全生命周期成本进行管理,实现成本的持续降低。

2. 具体目标

成本管理的具体目标可分为成本计算的目标和成本控制的目标。

成本计算的目标是为所有信息使用者提供成本信息,包括为外部和内部使用者提供成本信息。外部信息使用者需要的主要是关于资产价值和盈亏情况的信息,因此成本计算的目标是确定盈亏及存货价值,即按照成本会计制度的规定,计算财务成本,满足编制资产负债表的需要。而内部信息使用者利用成本信息除了了解资产及盈亏情况外,主要是用于经营管理,因此成本计算的目标即通过向管理人员提供成本信息,提高其成本意识,通过成本差异分析,评价管理人员的业绩,促进管理人员采取改善措施,通过盈亏平衡分析等方法,提供管理成本信息,有效地满足现代经营决策对成本信息的需求。

成本控制的目标是降低成本水平。在历史的发展过程中,成本控制目标经历了通过提高工作效率和减少浪费来降低成本,通过提高成本效益比来降低成本和通过保持竞争优势来降低成本等几个阶段。在竞争性经济环境中,成本目标因竞争战略差异而有所不同。成本领先战略企业成本控制的目标是在保证一定产品质量和服务的前提下,最大限度地降低企业内部成本,表现为对生产成本和经营费用的控制。而差异化战略企业的成本控制目标则是在保证企业实现差异化战略的前提下,降低产品全生命周期成本,实现持续性的成本节省,表现为对产品所处生命周期不同阶段发生成本的控制,如对研发成本、供应商部分成本和消费成本的重视和控制。

(三)成本管理环节

成本管理环节是由成本规划、成本计算、成本控制和业绩评价四项内容组成。

成本规划是根据企业的竞争战略和所处的经济环境制订的,也是对成本管理做出的规划,为具体的成本管理提供思路和总体要求。成本计算是成本管理系统的信息基础。成本控制是利用成本计算提供的信息,采取经济、技术和组织等手段实现降低成本或成本改善目的的一系列活动。业绩评价是对成本控制效果的评估,目的在于改进原有的成本控制活动和激励约束员工和团体的成本行为。

(四)成本管理的功能

随着环境条件的变化,成本管理系统的功能也在发生变化。但总的来说,成本管理主要有三项功能:为定期的财务目标计算销售成本和估计存货价值;估计和预测作业、产品、服务、客户等对象的成本;为企业提高业务效率、进行战略决策提供经济信息和反馈。

三、新、旧财会制度简述

(一)政府会计制度的出台

当前的政府会计制度基于收付实现制,会计内容主要体现出预算收支的执行效果。收付制存在的缺陷是难以体现出财政的资产变化和负债信息,难以全面准确体现出收支方面的运行成本,所以不能满足按年度编制权责发生制财务报告的需要,因此财政部在2017年10月24日向各级政府下发了《关于印发〈政府会计制度——行政事业单位会计科目和报表〉的通知》(财会〔2017〕25号),要求从2019年1月1日起开始执行新的会计制度。新的会计制度相较于1998年的会计制度更加有利于全面贯彻落实权责发生制,可以提升行政事业单位的会计管理效果,政府会计信息更具有价值。

医院具有社会公益性的特点,部分资金来源于财政预算,但医院也存在经营行为,因此医院兼有公益性与经营性,医院会计具有一定的特殊性。

(二)政府会计制度和医院会计制度对比

1.共同点

会计科目之下大的分类相同,我国颁发的两个会计制度中,会计科目都分为资产、负债、净资产以及收入、费用5大类。《医院会计制度》依据不同的要素细分了52个一级科目;《政府会计制度——行政事业单位会计科目和报表》由于需要包括行政及事业单位经济事务的全过程,细分为103个一级科目。

会计核算兼顾了权责发生制与收付实现制。虽然由于医院的成本核算需要面对市场,医院会计制度更加侧重权责发生制,但是和财政资金拨付相关的内容采用收付实现制,这方面体现了医院的公益性。政府会计制度中,对于日常的经济活动一般采用权责发生制,但是对于预算资金的收付则采用收付实现制。

2.不同点

政府会计制度科目有财务会计和预算会计两种,具有"双核算"的特点。在其资产类的细分中,增加了研发支出等内容,这体现出行政事业单位经济活动的新变化。医院会计制度一直采用成本法,对于投资收益采用收付实现制来计算,医院会计制度的投资和预算支出核算虽然简便,但难以体现对外投资的价值。

会计核算的差异。政府会计核算结合了财务会计和预算会计的差异,既保证了两者的衔接,又有所区别。政府会计通过双重核算,反映了不同性质的经济活动。医院的经营收入通过实施医疗卫生服务来实现,体现为净资产的增加。医院的收入确定要依据权责发生制、配比以及收入实现原则等来实施,这些是确定医院收入的基础。

资产折旧的差异。折旧计提的时点节点存在差异,医院会计对于折旧的计提参照企业的资源管理,当月增加资产可以不计,但是当月资产如减少要当月计提;在政府会计方面,当月增加资产需要当月实现计提,当月减少资产可以当月不计提,这种方式保证了资产管理的时效性。政府会计依据资金来源,将固定资产分别体现于财务会计科目和预算会计科目;医院会计要分别核算财政资金与非财政资金的资产,如果发生医疗服务活动,则不区分资产的资金渠道,统一纳入医疗收入,但是对于折旧的计提要区分资金的渠道,财政资金资产医疗服务产生的价值不需要计入当期成本。

财务报告的差异。由于医院存在公益性的社会职能,在面对市场时也要考虑成本核算,存在市场属性,因此医院的财务报告既要体现出公益性,也要体现出经营性。医院的财务报告要结合新会计制度的变化,内容要体现出财政拨款的执行情况,还要体现出医院内部的成本管理情况。政府会计报告要结合财务会计和预算会计存在的差异,由于财务会计和预算会计存在核算基础和范围的差异,所以本年盈余和预算结余存在差异,因此财务报告要借助"本期预算结余和盈余差异"来体现,这种报告方式体现出财务会计和预算会计存在的关联性,有利于规范政府的会计职能,提升财务的管理效果。

(三)新医院会计制度对财务的影响分析

1. 新医院会计制度对资产质量产生的影响

新医院会计制度改变了原有的资产分类方法和确认方式,因此会影响到资产的变现条件和获利水平,还会影响到资产的组合。新会计制度改革了债权收入的计算方法与股权收益的计算方式,因此会影响到资产的赢利水平。由于股权投资和债券投资采用了不同的计算方法,应用权益法和成本法要考虑到适用条件,要保证如实体现投资状况。

2. 新医院会计制度对于资本结构产生的影响

新医院会计制度对于资金来源实施了全新的分类,这种分类方法会影响到原有的资本构成。对于医院的资金来源问题,新会计制度实施了分类扩展,医院的资金来源除了原有的来源外,还列入了科技教育资金和财政补贴等。新医院会计制度鼓励医院扩宽资金的获取渠道,提倡医院通过融资实现资金的筹集,这有利于医院的资本结构实现优化,医院的资金管理质量可以得到有效提升,医院的资本结构可以更加优化。

3.新医院会计制度对收入状况产生的影响

新的医院会计制度下,医院对收入的确定发生了变化。会计处理采用了权责发生制的方式,这会影响到医院的收入确认方式。在收到款项后才能够完成收入的确认,这种收入确认方式是基于权责发生制的,取代了原有的资金收付实现,因此医院在进行会计核算时确认范围发生了变化。此外,确认范围还体现在对投资收益的时间确认上。由于应用了权责发生制,医院的收入范围也发生了变化。

随着政府会计制度的完善,医院会计制度也需要同步进行调整。为了保证新会计制度的执行效果,财务管理者要通过比较医院会计制度与政府会计制度,掌握新会计制度的变化,采用积极的方式加以应对,做好制度改变方面的衔接,提升会计管理效果。

(四)财务预算与绩效管理一体化

全面实施预算绩效管理是政府治理方式的深刻变革,是提高国家治理能力和实现国家治理现代化的重要举措。2018年9月,中共中央、国务院印发的《关于全面实施预算绩效管理的意见》(中发〔2018〕34号)(以下简称"意见")提出"用3—5年时间基本建成全方位、全过程、全覆盖的预算绩效管理体系,实现预算和绩效管理一体化,着力提高财政资源配置效率和使用效益"。"意见"为医疗卫生单位预算绩效管理指明了方向,规划了路径,明确了举措。具体到医疗卫生领域,2019年1月国务院办公厅印发的《关于加强三级公立医院绩效考核工作的意见》(国办发〔2019〕4号)明确要求"强化绩效考核导向,推动医院落实公益性,实现预算与绩效管理一体化,提高医疗服务能力和运行效率"。对于医疗卫生单位而言,预算与绩效管理一体化是一种融入绩效思想的创新预算管理模式,对其内在规律和逻辑关系目前尚处于探索阶段,亟待厘清一体化的全流程融合路径、关键环节、工作举措、职责定位、工作目标、绩效评价、激励约束机制、信息化手段等基本要素,从而量化落实提升医疗卫生单位管理的系统性、协同性、整体性和有效性,提高财政资源配置效率和资金使用效益。鉴于此,立足医疗卫生单位预算管理,借鉴绩效管理的手段和方法,探究预算与绩效管理一体化内在规律和逻辑关系,建立具有医疗卫生行业规律和经费使用特点的预算绩效管理办法,进而提高医疗卫生单位现代化治理能力,具有重要的理论与现实意义。

第三节　新中国成立以来公立医院工资演变概况

一、1978年以前工资演变概况

新中国建立最初,我国机关、事业单位多种工资制度并存,有货币工资制度(薪金制)、实物工资制(供给制)等。

1956年进行了第一次工资制度改革,建立了职务等级工资制度,奠定了我国工资制度的基础。此次工资改革主要表现为三个特点:

(1)取消了工资分制度和物价津贴制度,直接以货币规定工资标准;

(2)改进了工人工资等级制度,根据不同产业工人生产技术的特点,建立了不同的工资等级;

(3)改进了企业职员和技术人员的工资制度,其工资标准,根据他们所担任的职务进行统一规定。

二、1978年以后工资演变概况

从1978年改革开放以来,我国进行了三次较大的工资制度改革。

(一)1985年工资制度改革

1985年的工资制度改革是我国进行的第二次全国工资制度改革,改革包括国有企业工资制度改革和机关、事业单位工资制度改革两个方面。此次工资制度改革中,机关、事业单位工资制度改革主要有以下内容:

(1)国家机关、事业单位行政人员、专业技术人员均改行以职务工资为主要内容的结构工资制,按照工资的不同职能,将工资分为基础工资、职务工资、工龄津贴和奖励工资四个部分;

(2)为鼓励中小学校和中等专业学校、技工学校的教师,幼儿教师和护士长期从事本职业,除按规定发给工龄津贴外,另外分别加发教龄津贴和护士工龄津贴;

(3)建立了正常的晋级增资制度,每年根据国民经济计划的完成情况,适当安排国家机关、事业单位工作人员的工资增长指标;

(4)建立了分级管理的工资体制。

（二）1993年工资制度改革

1. 改革特点

1993年的工资制度改革是我国进行的第三次全国工资制度改革,此次工资制度改革表现为以下特点:

(1)国家机关、事业单位分别执行不同的工资制度,机关干部、机关工人、事业单位管理人员、事业单位技术人员及事业单位工人分别执行各自的工资标准;

(2)引入竞争、激励机制,工资的增长与年度考核挂钩;

(3)工作人员的工资随着国民经济的发展有计划地增长,随着生活费用价格指数的变动而调整,国家并在此基础上制定了正常的增资制度。

1993年机关、事业单位工资制度改革的目的是:根据改革开放和建立社会主义市场经济体制的要求,贯彻按劳分配原则,克服分配中的平均主义,逐步使工作人员的报酬与其实际贡献相一致,建立起符合机关、事业单位各自特点的工资制度与正常的工资增长机制。这次工资改革,机关与事业单位在工资制度上相互分离,实行了不同的工资制度。

1993年机关、事业单位工资制度改革的文件主要有《国务院关于机关和事业单位工作人员工资制度改革问题的通知》(国发〔1993〕79号)和《国务院办公厅关于印发机关、事业单位工资制度改革三个实施办法的通知》(国办发〔1993〕85号)。

2. 工资结构

1993年工资改革之后,国家机关、事业单位工作人员的工资结构如下:

(1)机关干部实行职务级别工资制(简称职级工资制),其工资按不同职能,分为职务工资、级别工资、基础工资、工龄工资四部分;

(2)机关、事业单位的工人分别执行技术等级(职务)工资制和普通工人岗位工资制。

机关技术工人执行岗位技术等级(职务)工资制,其岗位技术等级(职务)工资由岗位工资、技术等级(职务)工资和奖金三项构成。

普通工人的工资由岗位工资和奖金两部分组成。

3. 1993年工资改革的主要内容

(1)机关实行职级工资制。机关工作人员的工资由职务工资、级别工资、基础工资、工龄工资四个部分组成。

职务工资:按工作人员的职务高低、责任轻重和工作难易程度确定相应的职务工资,并随着职务及任职年限变化而变动。考核优秀和称职的,每两年可在本职务工资标准内晋升一个工资档次。

级别工资:级别工资按工作人员的资历和能力确定。机关工作人员的级别共分十五级,一个级别设置一个工资标准。工作人员在原级别任职期间连续五年考核称职或连续三年考核优秀的,在本职务对应的级别内晋升一个级别。

基础工资:按大体维持工作人员本人基本生活费用来确定,数额为每人每月九十元。各职务人员均执行相同的基础工资。

工龄工资:按工作人员的工作年限确定。工作年限每增加一年,工龄工资增加一元,一直到退休当年止。

(2)事业单位实行不同类型的工资制度。

事业单位由于行业多,情况比较复杂,工作性质和特点也不相同,按照情况相似又便于管理的原则,实行不同类型的工资制度,对专业技术人员分别实行五种不同类型的工资制度。

事业单位管理人员执行职员职务等级工资制。专业技术人员执行各类专业技术职务等级工资制,其工资由专业技术职务工资(固定工资)和津贴(活工资)两项构成。

根据事业单位的特点和经费来源的不同,国家对全额拨款、差额拨款、自收自支三种不同类型的事业单位,实行不同的管理办法。全额拨款单位,执行国家统一的工资制度和工资标准。在工资构成中,固定工资部分为70%,活工资部分为30%。差额拨款单位,按照国家制定的工资制度和工资执行标准,在工资构成中,固定工资部分为60%,活工资部分为40%。自收自支单位,有条件的可实行企业化管理或企业工资制度,做到自主经营,自负盈亏。

(3)机关事业单位工人工资制度。

机关工人实行岗位技术等级工资制,其工资由岗位工资、技术等级工资和奖金三部分组成;普通工人实行岗位工资制,其工资由岗位工资和奖金两部分组成。

事业单位的技术工人实行技术等级工资制,其工资包括技术等级工资和岗位津贴两部分。普通工人实行等级工资制,工资分为等级工资和津贴两部分。

(三)2006年工资制度改革

2006年工资制度改革是新中国成立以来第四次大的工资制度改革,与以往历次工资制度改革相比,这次改革涉及内容较多,主要有四个方面:一是机关公务员实行职务与级别相结合的职级工资制;二是事业单位实行岗位绩效工资制度;三是完善机关事业单位的津贴补贴制度;四是调整机关事业单位离退休人员的待遇。

1.公务员职级工资制度改革

一是维护了国家工资收入分配政策的严肃性。这次改革公务员工资制度,从一开始就与规范津贴紧密结合。规范公务员津贴、补贴,即是规范公务员的收入分配秩序,目的是通过规范严肃国家工资收入分配政策,建立起新的收入分配机制,为今后继续深化工资改革奠定基础。因此,这次改革不是简单地增加工资。一方面,国家在清理津贴、摸清情况的基础上,结合公务员职级工资制度改革,将地方和部门的部分津贴纳入基本工资,适当提高了基本工资占工资收入的比重,优化了公务员工资收入结构。另一方面,科学合理规范津贴,对其进行分类分步调控,严格监督管理,为规范公务员和事业单位工作人员工资收入分配秩序奠定了基础。

二是简化了基本工资结构,增强了工资的激励功能。将工资构成由原来的四项(职务工资、级别工资、基础工资、工龄工资)简化为职务工资、级别工资两项,同时,合理设计工资标准,既保证了低职务人员的合理工资收入,又适当加大了不同职务、级别间的工资差距。职务工资主要体现公务员工作职责的差别,一个职务对应一个工资标准,为体现岗位职责的差别,领导职务和非领导职务对应不同的职务工资标准。级别工资主要体现公务员的资历、职级和工作实绩,每一级别设若干个工资档次,公务员根据所任职务、德才表现、工作实绩和资历确定级别和级别工资档次。改革后的工资制度解决了原来切块偏多、功能重叠的矛盾,能更好地发挥各部分的作用。适当拉开不同职务级别之间的工资差距,进一步理顺了工资关系,更好地体现出公务员的职责和贡献大小。

三是适当向基层倾斜。我国公务员绝大部分在基层单位工作,为了鼓励广大基层公务员安心本职工作,解决都去挤职务这个"独木桥"情况,公务员职级工资制度改革方案中采取了相应的向基层倾斜的措施,这给低职务公务员提供了充分的级别晋升空间。加大级别工资的比重,实行级别与工资等待遇挂钩,使公务员不晋升职务也能提高待遇,缓解了因职数限制而难以晋升职务难的问题,使薪酬结构更为合理。

四是完善了正常晋升工资的办法,实现了工资调整的制度化、规范化。结合公务员基本工资结构的调整,相应调整了公务员正常晋升工资的办法。公务员晋升职务后,相应提高职务工资和级别工资。公务员年度考核累计两年称职及以上的,次年可以在所任级别对应工资标准内晋升一个工资档次;年度考核累计五年称职及以上的,次年可以在所任职务对应级别内晋升一个级别。

国家建立工资调查制度,定期进行公务员和企业相当人员的工资水平调查比较,调查比较结果作为调整公务员工资水平的依据。

在改革公务员职级工资制度的同时,相应完善机关工人工资制度,并制定了机关工人从现行工资制度过渡到新工资制度的套改办法。

2.事业单位岗位绩效工资制度改革

针对事业单位现行工资制度岗位因素体现不足、简单与机关对应、收入分配政策不完善、调控机制不健全等突出矛盾和问题,这次事业单位的收入分配制度改革从适应深化事业单位改革的需要出发,以逐步建立起宏观上注重公平,微观上体现激励,关系合理、秩序规范的岗位绩效工资制度为侧重点。改革的主要特点有以下五个方面。

一是与深化事业单位体制改革相适应。事业单位收入分配制度改革是事业单位整体改革的重要组成部分,与事业单位分类管理、人事制度、财务制度、养老保险制度等改革密切相关。这次事业单位收入分配制度改革,在内容和方法步骤上,都充分考虑了相关配套改革的要求和进程,既有利于深化收入分配制度改革,也有利于推动事业单位其他各项改革。

二是建立体现事业单位特点的收入分配制度。事业单位在功能性质、资源配置、管理方式、用人机制等方面都不同于机关,收入分配制度改革必须体现自身的特点,进一步实现与公务员工资制度脱钩。新的岗位绩效工资制度在制度模式上,突出岗位、绩效的激励功能,工作人员的收入与其岗位职责、工作业绩和实际贡献相联系,事业单位的总体收入水平与单位完成社会公益目标任务及考核情况相联系,充分调动工作人员的积极性,促进事业单位不断提高公益服务水平。在运行机制上,适应事业单位聘用制和聘期管理的需要,实行岗位绩效工资制度。岗位绩效工资由岗位工资、薪级工资、绩效工资和津贴补贴四部分组成,其中岗位工资和薪级工资为基本工资。

岗位工资主要体现工作人员所聘岗位的职责和要求,是基本工资的主体部分。事业单位的岗位分为专业技术岗位、管理岗位和工勤技能岗位。与事业单位聘用制度改革和岗位管理相适应,根据各岗位的特点,在原各职务序列的基础上,对专业技术岗位、管理岗位、工勤技能岗位设置不同的岗位等级,对同一层级专业技术岗位进行适当细分,以体现不同岗位等级之间的差别。专业技术岗位设置13个等级,管理岗位设计置10个等级,工勤技能岗位分为技术工岗位和普通工岗位,技术工岗位设置5个等级,普通工岗位不分级。实行“一岗一薪,岗变薪变”,使事业单位工作人员能根据本人岗位领到相应的工资,做到“对号入座”。

薪级工资主要体现工作人员的工作表现和资历。根据实际运行需要,《事业单位工作人员收入分配制度改革方案》对专业技术人员和管理人员设置了65个薪级，对工人设置了40个薪级，每个薪级对应一个工资标准。对不同岗位规定不同的起点薪级，年度考核合格及以上者，每年正常增加一级薪级工资。基本工资中增设体现资历的因素，是应近年来事业单位工作人员的普遍要求而设置的，薪级工资的设置，就是让工作人员在考核合格的前提下，随工作年限的增加而增加工资，有利于鼓励大家做好本职工作。

绩效工资是事业单位收入分配中活的部分，主要体现工作人员工作业绩和实际贡献。在基本工资外设置绩效工资，有利于进一步加大事业单位搞活内部分配的力度，增强工资的激励功能。国家对绩效工资进行总量调控和政策指导，事业单位在核定的绩效工资总量内，按照规范的程序和要求，自主分配。这可以使绩效工资与工作人员的表现、业绩相联系，合理拉开差距，调动大家的积极性。同时，将绩效工资总量与单位完成社会公益目标任务及考核情况相联系，也有利于促进事业单位不断提高公益服务的能力和水平，避免其片面追求经济效益，忽视社会效益。

津贴补贴是补偿职工在特殊工作环境下的劳动消耗，或在特定条件下工作生活的额外支出。规范事业单位津贴补贴，是全面实施事业单位收入分配制度改革的重要方面，有利于规范事业单位分配秩序。由于事业单位津贴补贴项目多、资金来源复杂，规范工作难度较大，国家在一些有条件的地方和单位先行试点，在总结经验的基础上，再逐步推开。

三是完善工资正常调整机制。事业单位在收入分配制度改革的基础上，逐步建立适应事业单位整体改革要求的工资正常调整机制，在运行机制上体现了事业单位的特点，建立基本工资标准和津贴补贴标准的动态调整机制，对事业单位工作人员收入水平与国民经济社会发展相协调起到了保障作用。

四是完善高层次人才的分配激励约束机制。完善高层次人才收入分配激励机制，是贯彻中央人才工作会议精神，体现尊重知识、尊重人才，鼓励创新创造，增强自主创新能力，进一步加大对高层次人才的倾斜力度，使知识、技术、管理等生产要素参与分配的一项重要措施。进一步完善各项激励措施，在继续执行政府特殊津贴的同时，采取一次性奖励、建立特殊津贴、建立重要人才国家投保制度等措施，对部分急需人才实行协议工资、项目工资等灵活多样的分配办法，是实现一流人才、一流业绩、一流报酬，充分调动高层次人才的积极性、主动性和创造性的有效手段。

五是建立分级管理体制，健全收入分配宏观调控机制。为适应社会主义市场经济体制和分级管理财政体制的要求，这次改革进一步明确中央、地方和部门的管理权限，分级管理、分级调控，完善收入分配调控政策，加强工资收入支付管理，进一步理顺分配关系，规范分配秩序，充分发挥地方和部门在调控管理和监督检查等方面的作用，以逐步形成统分结合、权责清晰、运转协调、监督有力的宏观调控体系。

三、人力成本与工资的区别

人力成本是指企业在一定的时期内，在生产、经营和提供劳务活动中，因使用劳动者而支付的所有直接费用与间接费用的总和。

工资成本是成本管理中的一个大项，它直接影响着企业经营的总成本，尤其应当引起重视。所谓工资成本，是指企业支付职工工资所产生的成本，它包括薪资、奖金与福利等。

人力成本常常被认为是工资或是工资福利等的支出，其实不然。

首先，人力成本不等于工资。如果企业给员工支付1000元的工资，那么人力成本绝不会是1000元，还有其他的费用。

其次，人力成本不等于工资总额。有人说，既然工资不等于人力成本，那是不是工资总额就等于人力成本呢？当然不是。劳动部1997年261号文件规定，人力成本包括工资总额、社会保险费用、福利费用、教育经费、住房费用以及其他人工成本。

再次，人力成本不等于使用成本。从人力资源的分类来看，人力成本可分为获得成本、使用成本、开发成本、离职成本，可见"使用成本"只是人力成本的一部分而已。有人把人力成本管控当成劳资双方的"零和博弈"，这是不对的。人力成本管控可以用以下三个不等式表述：

管控人力成本≠减少人力成本

管控人力成本≠减少员工收入

职工收入较高≠人力成本很高

第四节　国内医院薪酬绩效管理类型划分

一、经济导向型

(一)实施依据

1."自收自支"预算体系确立

《医院财务制度》(1998年版)规定,公立医院预算管理制度的基本原则是"核定收支、定额或定向补助、超支不补、结余留用"。2004年,卫生部印发《关于加强医疗机构财务部门管理职能、规范经济核算与分配管理的规定》要求,医疗机构"以科室收支结余为基础,通过服务效率、服务质量和经济效率等指标,科学合理地考核科室工作绩效并核算科室奖金"。

2.2009年:强调公益性回归的新医改并未触动"自收自支"的预算管理体制

2009年3月,《中共中央、国务院关于深化医药卫生体制改革的意见》(中发〔2009〕6号)发布。本轮医改构建了我国医疗体制改革的"四梁八柱",着重强调公立医院公益性的回归,但并未触动公立医院的预算管理体制,公立医院仍然按照收支相抵、节余留用的原则经营。直到2010年,财政部、卫生部对1998年颁布的《医院财务制度》进行修订,才要求地方有条件的医院开展"核定收支、以收抵支、超收上缴、差额补助、奖惩分明"等多种管理办法的试点。

(二)利弊分析

1.实施经济导向型薪酬绩效管理的优点

(1)以收支结余提成为主要形式的绩效分配制度,与当时医院向市场化转型相适应,收支结余提成可满足医院生存和发展的经济需求。

(2)通过收支结余提取绩效工资,可增强医院增收节支的意识,扭转"大锅饭"的浪费状况。

(3)收支结余提成制度基本上反映了成本核算状况,特别是将成本因素引入分配中,对于降低成本消耗支出具有重要的作用,对于改善运营状况,提高运营效率具有良好的效果。

(4)可实现量化管理,为绩效分配提供量化指标。经济导向型薪酬管理的核算方法也比较直观,简单明了。

(5)在经济导向型薪酬绩效管理中,员工的工资绩效与收支结余挂钩,这将刺激员工更加关注医院的收支,更加注意节约成本。而员工收入的提高,也可极大地调动员工的工作积极性。

(6)医院经济效益得到提高。实施经济导向型薪酬绩效管理,可使医院产生较强的增收驱动力。医院的收入增长较快,对医院的经济贡献明显。

(7)可促进医院发展。提高业务量和收入目标,对医院病床的增加、医疗设备更新换代的加快、医疗服务能力的提升有积极的推动作用,可促进医院规模发展。

(8)经济导向型薪酬绩效管理实行的收支结余提成制度,可增加医院的经济收入来源,弥补政府补贴不到位的资金空缺,减轻政府财政的压力。

(9)员工基本认可并惯性运转通过20多年的探索,经济导向型薪酬绩效管理,尤其是收支结余提成制度,得到了广大医务人员的基本认可,并且进入了惯性运转阶段。

(10)收支结余提成制度与医院的常规管理相结合,加大了医院绩效考核的力度,促进了绩效考核功能的发挥,完善了绩效管理体系。

2.实施经济导向型薪酬绩效管理的弊端

(1)收入划分不合理。科室的直接收入比较好确认,但是对于协同间接收入拆分确认困难,如何分配没有具体规定,各家医院对间接收入的拆分各不相同,导致收入计算、收支结余提成不合理。

(2)成本核算不规范。有的医院实行变动成本核算,有的医院实行可能成本核算,有的医院又实行全成本核算,由于成本包含了大量分摊的不可控成本,加之分摊方法选择的影响,导致科室成本失真。成本核算不合理造成科室结余计算不准确,成本分摊计算的差异,导致收支结余提成绩效工资的不合理。

(3)提取比例缺乏合理依据。按照收支结余比例提成绩效工资,由于收入、成本核算的不合理,收支结余计算也很难合理,加上人为的提取比例经验调整,很难确保提取比例合理。

(4)重视收入,忽视效率。收支结余绩效工资分配制度考量的是收入的增加,这就要求医院的业务收入不断增加。医务人员要得到相同的绩效工资,只需要增加病人的消费额度就可以达到目标,绩效工资数额与工作量间的相关性较差,不能体现科室的业务量和效率,可能出现效率高但绩效不一定高的情况,难以客观反映医务人员的实际工作量与工作水平。

(5)不能体现技术含量和风险。以为医院创造多少"结余"为衡量的尺度,不能体现医疗技术服务的风险和价值,也无法体现提供不同医疗服务所需的技术含量,使医疗技术价值被严重扭曲。仅仅按"结余"计算科室的成绩,使用医学技术手段辅助检查、治疗设备辅助治疗机会多的科室,收入就多,创造的"结余"就高,许多特殊性科室就比较吃亏,特别是提供基本医疗服务的科室。靠医疗服务技术吃饭的科室,抵不上靠设备吃饭的科室,医疗服务技术基础性科室比不上大型设备科室,例如普通放射科就比不上CT核磁科室,急诊科、儿科、中医等科室经济效益提高更难,一些科室"结余"甚至呈"负数",出现倒欠医院钱的可笑事情。

（6）科室之间差别不能体现。以科室为单位,以收支结余为统一评价标准,科室间缺乏可比性,各科室的规模水平、人员多少、设备占用、房屋面积占用等,无法充分体现科室资源的投入产出,绩效工资单一按照收支结余分配,不能对科室进行多维度评价,容易造成绩效考核评价的不公允。

（7）医疗技术服务能力创新迟缓。因为收支结余提取绩效工资,科室要进修、培训、学习、购买设备以及开展新项目、新技术,就必须承担成本费用,影响科室的积极性,由此制约了医院的技术进步,不能鼓励推广新技术和技术创新,影响了医疗技术服务能力建设。

（8）逐利动机明显,导致看病贵。从收支结余中提取绩效工资的分配制度容易使医务人员产生严重的"趋利"行为,因为结余多少直接关系到个人薪酬的多少,这样的制度,会刺激大处方、乱检查、过度治疗行为的产生,导致看病贵,体现的是"以经济为中心",损害了"以患者为中心"的宗旨。这种不以医院发展目标为导向的机制,丢掉了医院的公益性,是导致医疗费用快速增长的一个重要因素。

（9）不利于绩效工资预算总额控制。收支结余提成绩效工资公式为:收入－支出＝结余×@%＝绩效工资。从公式中可以看出,绩效工资的多少,依赖于收入的多少,支出扣除的多少,以及提成比例的高低。在实际工作中,对于医院来说,科室收入可控性比较低,支出是唯一可调控的因素。在支出上做文章,导致医院分摊成本越来越多,如果收支结构发生变化,或医疗服务价格调整,业务量发生变化,就会导致绩效工资多发、预算失败。

（10）绩效考核执行难。医院希望通过考核加强调控,结果往往是因扣款导致矛盾丛生,其原因主要是考核中的定性考核部分缺乏说服力,人为因素较多,客观因素指标缺乏。

（11）不利于营造优秀的绩效文化。过分的金钱刺激,会使拜金主义滋长。在单一的金钱刺激下,管理理念不能有效形成,对非物质激励的关注缺失,不能充分体现以人为本的管理理念,不能营造优秀的绩效文化。

（12）医院综合目标实现难。医院目标是综合性的,对公益性目标关注不够,过分侧重追求经济目标,会造成过度用药、过度检查、过度治疗,造成医患关系紧张。

(13)收支结余提成制度重视收入的增加,而医院粗放式地推动收入增长,未能充分考虑到社会负担水平。

(14)成本事后核算,缺乏事前管控。收支结余提成制度,成本核算的都是事后的结果,都成为已经发生的沉淀成本,药占比、耗材占比居高不下,事前缺乏目标管理,过程缺乏管控,浪费的成本依然需要医院承担。

(15)由于季节性差异,疾病发病率不同,医院各个科室收入存在峰谷,导致科室收支结余差异很大,绩效工资因季节性差异旱涝不均。

(16)绩效工资二次分配矛盾丛生。按收支结余提成制度提成绩效工资,是以科室成本核算为基础的,医生、护士、技师混合核算,医院对其各自的工作岗位价值缺乏合理的量化与评价,导致绩效工资二次分配五花八门,分配矛盾丛生,影响了科室的和谐安定。

(17)不能与医保支付制度相衔接。医保实行的是总额预算付费制度,但收支结余提成绩效工资制度鼓励科室多收钱,驱动科室一味追求收入的增加,与医保总额预算不相符。

(18)收支结余提成制度是分级诊疗难以实施的重要原因之一。技术优势明显的医院,为了维持其较大医疗市场,创造高"收支结余",大量吸引"平病"和"小病"病人来就诊,并形成惯性,造成病人就诊习惯失序。

(19)公益性与市场性边界不清晰。由于边界不清晰,公立医院常遭遇公益性少补偿或不补偿,以市场性"创收"去抵公益性补偿不足而损害其公益性的尴尬局面。

(三)小结

(1)"自收自支、结余分成"至今仍是公立医院绩效工资发放的基础。

公立医院预算管理制度自1998年确定为"自收自支、结余分成"模式以来,一直沿用至今。《医院财务制度》(2010年版)规定,国家对医院实行"核定收支、定项补助、超支不补、结余按规定使用"的预算管理办法,地方可结合本地实际,对有条件的医院开展"核定收支、以收抵支、超收上缴、差额补助、奖惩分明"等多种管理办法的试点。

(2)对于经营状况处于中等或较差水平的医院来说,"自收自支、结余分成"模式仍是医院生存基础。

经营状况处于中等或较差水平的医院一方面面临"五缺困境",另一方面营运呈不饱和状态。为了维持生存,经营状况处于中等或较差水平的医院仍然采用

"自收自支、结余分成"模式来提高员工尤其是业务骨干的积极性,防止人才流失。

(3)收入、收入结构、门诊量、住院量、床位使用率、人均毛收入、资产负债率等均是经济导向型医院薪酬绩效管理的主要指标。

(4)现行条件下,自收自支合理的度尚难把控。

特别是在"两个允许"①的政策环境下,需要有结余才能多发绩效。在药品从利润中心转变成为成本中心后,医院结余主要靠医务人员临床医技收入和不太确定的政府补偿。从医院的角度看,结余越多越好。结余来源有两个途径:一是努力提高临床医技收入水平,二是减少支出。在提高收入方面,尤其容易产生靠"物耗为主"的"过诊过治"。

二、战略导向型

(一)实施依据

1.《"健康中国2030"规划纲要》

2016年,中共中央、国务院印发《"健康中国2030"规划纲要》,要求创新人才使用评价激励机制,建立符合医疗卫生行业特点的人事薪酬制度。2017年,国家卫生和计划生育委员会印发《"十三五"全国卫生计生人才发展规划》,提出四个方面的体制机制创新:一是实施医师规范化培训,创新教育培养机制;二是改革行业薪酬制度,创新激励保障机制;三是深化职称制度改革,创新评价使用机制;四是顺畅人才流动渠道,创新流动配置机制。

2.2009年新医改的"四梁八柱"

"四梁"是指全面加强公共卫生服务体系建设、进一步完善医疗服务体系、加快建设医疗保障体系、建立健全药品供应保障体系。

"八柱"是指建立协调统一的医药卫生管理体制、建立高效规范的医药卫生机构运行机制、建立政府主导的多元卫生投入机制、建立科学合理的医药价格形成机制、建立严格有效的医药卫生监管体制、建立可持续发展的医药卫生科技创新机制和人才保障机制、建立实用共享的医药卫生信息系统、建立健全医药卫生法律制度。

①"两个允许"指《人力资源社会保障部、财政部、国家卫生计生委、国家中医药管理局关于开展公立医院薪酬制度改革试点工作的指导意见》(人社部发〔2017〕10号)"允许医疗卫生机构突破现行事业单位工资调控水平,允许医疗服务收入扣除成本并按规定提取各项基金后主要用于人员奖励"的规定。

3.质量安全始终是医院工作的生命线

医疗质量和医疗安全是医院的"生命线"。好的医疗质量是医疗安全的保证,医疗安全是医疗质量的具体体现。良好的医疗质量和医疗安全是吸引病人、留住病人、让病人满意的核心所在。没有良好的医疗质量,轻则失去病人的信任,医疗纠纷不断,重则导致医疗事故,影响医院的发展与生存,甚至可能出现因"一个事故而摧毁一家医院"的严重后果。

4.公立医院须平衡自身与政府部门、病人之间的经济关系

从战略发展角度来看,医院不仅要关注自身财务指标、服务流程等内部管理环节,还需要满足政府部门对公立医院的考核和系列要求,更需要满足患者就医体验(包括就医方便性、经济可及性等多个维度)的系列需求。因此,出于平衡自身与政府部门、病人之间经济关系的需求,公立医院往往采用战略导向型薪酬绩效管理模式。

5.国外企业最受推荐的战略部署和绩效管理工具BSC,在国内已经广泛运用

由于BSC具有"打破了传统的单一使用财务指标衡量业绩的方法,在财务指标的基础上加入了未来驱动因素,即客户因素、内部经营管理过程和员工的学习成长"的特点,在国外企业战略部署和绩效管理中广受推荐。目前,BSC已经被广泛应用于医院的绩效评估和管理中。

(二)主要挑战

1.医疗服务价格难以反映医务人员的价值

在我国物价体系中,医疗服务价格被划分在劳务收费范畴中,医疗服务价值包括三方面内容:物化劳动的消耗、劳动者自己所需生产生活资料、劳动者为社会创造的价值。无论在计划经济时期还是在社会主义市场经济时期,我国长期以来低于成本的医疗服务定价使得本就稀缺的优质医疗服务资源的价值被严重低估。医疗服务项目的成本测算一般是在假定成本的80%的基础上制订的,另外20%假定是由政府承担的,但是实际上,一般医院一年的财政拨款占整个医院收入的10%以下。[①]相关研究表明,我国医疗服务项目亏损存在以下两大特征:一是医疗服务项目亏损范围广、比例高,北京市卫生局2013年的统计数据显示,北京市医疗服务亏损项目占总项目数量的59.71%,重庆市医学科研项目"重庆市公立医院成本核算与补偿机制研究"的数据则显示,重庆市第九人民医院医疗服务亏损项目占总项目数量的73%;二是体现医务人员技术劳务的医疗服务项目亏损最为严

---

① 钱旭中.医疗服务价格管理现状与对策[J].财经界(学术版),2013(26):109.

重。医疗服务项目价格未能充分体现医务人员技术劳务培养周期长、知识更新速度快、培训成本高、工作时间长、劳动强度大、技术和经济风险大等异质性特点。

2．质量安全与成本支撑是"平行线"

医院质量安全管理属于医政管理范畴，成本支撑属于财务管理范畴。目前，公立医院质量安全和成本支出是平行线而非交叉线的"两张皮"现象较严重。第一，政府主管部门只求质量不问成本。很多规章制度对规范医疗行为起到了切实的作用，但鲜有提及完成这些标准的成本支撑。例如：在新三级甲等医院评审标准中，对床位、医护比例有严格规定，要求每床至少有1.03名卫生技术人员、0.4名护士，但许多医院因人力成本支撑困难等难以达到上述标准。医院一方面需要围绕标审标准努力改进，另一方面又面临着真实成本、真实考核与真实社会平均收入等多重管理的困惑，处于"两张皮"、多目标夹缝中。第二，医院对运行所需成本重视较少。医院历年来已探索过诸多管理策略和方法，试图通过精打细算、挖潜革新，以实现最优化效益。但在宏观政策的制定上对运行所需成本重视较少，出现了目标与任务脱节的现象。

对于医院管理者而言，掌握医院医疗卫生服务的客观规律，厘清医院真实成本消耗，确定医务人员的合理价值体现，并建立科学的真实动态标准化成本和价格价值体系，是医院掌握质量安全底线原则，兼顾成本可支撑现状的管理基础。医院依据这样的基础，可以通过规范化管理，建立标准化模板，进而实施精细化管控，实现流程再造，提高效率，提升效益。

3．成本支撑陷入"经济自残"与"道义自残"悖论

（1）"经济自残"与"道义自残"的内涵。

公立医院"经济自残"与"道义自残"二元困境是指公立医院在适应医改制度进程中，存在自我损害经济利益与道义利益的风险；公立医院常常面临被迫在经济利益损害与道义利益损害之间做出选择的两难局面。理论上，公立医院经济与道义发展有以下几种状态：第一，"经济促进与道义促进"均衡发展状态，是公立医院深化改革的最佳状态，其结果是实现社会福利的最大化；第二，"经济自残"与"道义自残"背向发展状态，是公立医院深化改革的最差状态，其结果是社会福利损失的最大化；第三，"经济促进"与"道义自残"或"经济自残"与"道义促进"非均衡发展状态，是公立医院深化改革的中间状态，其结果是社会福利的部分损失。这种非均衡状态正是本文表述的公立医院"经济自残"与"道义自残"二元困境。实践中，自公立医院市场化改革以来，"经济促进"与"道义自残"的二元困境多于"经济自残"与"道义促进"的二元困境。

（2）公立医院"经济自残"与"道义自残"二元困境的形成原因。

一是政府公益性主体责任的缺位。我国医疗卫生事业的性质决定了公益性主体责任在政府，公立医院仅是政府实现公益性的有效载体。政府公益性主体责任表现为公益性标准规范的制定以及与标准相对应的财政投入。政府公益性主体责任缺乏常常表现为公益性与非公益性责任边界不清，政府公益性财政投入不足且结构失衡。当公益性与非公益性责任边界不清、政府公益性财政投入不足且结构失衡等外部条件存在时，必然扭曲作为公益性载体的公立医院补偿机制与监管机制。补偿机制的扭曲加大了公立医院成本补偿压力，其结果催生了创收逐利行为；监管机制的扭曲表现为过度强调公益性，其结果是降低监管政策的适宜性。公立医院成本补偿高压力与过度强调公益性的非均衡催生了公立医院"经济自残"与"道义自残"的二元困境。在笔者看来，政府公益性主体责任的回归需要完善以下两条路径：一是明确规范公立医院公益性供给标准，二是量化落实与标准相适应的投入责任。

二是医疗服务真实成本支撑的客观规律未得到正视。从医疗服务价格改革历程来看，从计划经济时期的社会福利属性，到市场经济时期的政府实行一定福利政策的社会公益属性，再到新医改时期要求医院回归公益属性，医疗服务均维持政府统一定价或指导价的低价政策。政府统一定价的理论逻辑为：医疗服务供给的公益性主要体现为医疗服务供给价格应低于市场机制所决定的价格。诚然，医疗服务低价供给最能体现公益性，但低价供给并不是公益性体现的唯一路径。这种低价策略的逻辑误区，根源在于忽视了医疗服务活动需要真实成本支撑的客观规律，其结果是催生了低价形成的盲从性、低价亏损的非导向性与低价成本责任主体的代偿性。低价形成的盲从性表征为政策制定者和患者保持了医疗服务价格应该低价的思维惯性；低价亏损的非导向性表征为由于医疗服务价格亏损种类和亏损程度真实信息的缺乏，不能为政府政策性亏损成本补偿提供导向性信息，其结果是导致政府政策性亏损成本补偿责任的缺位；低价成本责任主体的代偿性表征为由于政府政策性亏损成本补偿主体责任的缺位，为了维持公立医院正常营运发展，医疗服务成本补偿政府缺位的部分，需要由公立医院与患者进行成本补偿，其结果是导致医院创收逐利，加重患者医疗负担。低价形成的盲从性、低价亏损的非导向性和低价成本责任主体的代偿性三者的合力催生了公立医院"经济自残"与"道义自残"的二元困境。政府正视医疗服务真实成本支撑的客观规律，理顺医疗服务"价值、成本、价格"三者的关系，是避免公立医院"经济自残"与"道义自残"的关键前提。在笔者看来，"真实成本、合理价格"才是医疗服务价格形成机制的价值取向。

三是医疗服务供需矛盾背景下政府对供需双方管控的错位失位。现阶段我国医疗服务需求与医疗服务供给的矛盾客观存在。医疗服务供需矛盾的客观性，需要政府政策规制供需双方的行为来削弱矛盾引起的负面效应。在公立医院深化改革进程中，政府对供需双方的管控机制存在明显的错位失位。政府对供方管控错位失位主要表征为创收逐利机制管控的非标准化。创收逐利机制一般包括三个环节：创收压力机制、成本放大机制与收入挂钩机制。创收逐利机制管控的非标准化体现为对创收压力机制、成本放大机制与收入挂钩机制管控的优先序的失衡。其结果是诱发了公立医院过度医疗、规模无序扩张、医武竞赛、医疗费用快速增长等系列衍生性问题。对需方管控错位失位主要表征为患者就医的自主性，泛化了患者选择公立医院与医生的权利，其结果是诱发医疗服务供给的低效率与医疗服务获取的非公平性。政府对供方创收逐利机制管控的非标准化与对需方自主就医的泛化，加重了公立医院"经济自残"与"道义自残"的二元困境。

4.多个"争夺"利弊兼存

（1）人才争夺：常是医科大学附属医院、民营医院笑到最后。

以市级、区县为代表的中等规模公立医院，人才技术水平、市场占有量、成本运行均处于中等规模，相对于医科大学附属医院来讲，其在给予医生的收入、晋升渠道、工作平台等多方面均处于弱势地位。随着多点执业政策的放开，民营医院以年薪制、股权激励计划（以上市公司股权为标的，采取股票期权、限制性股票等激励工具，授予核心人才一定数量的上市公司股票）、合伙人机制（以连锁模式中的单体医院股权为标的，公司与医生共同出资设立新医院，医院稳定运营后通过被上市公司收购等方式实现医生合伙人的退出；以单体医院股权为标的，面向医院管理团队、医生实施合伙人机制，以分红和医院股权增值为主要激励方式）等不断吸引公立医院的专业管理人才和稀缺医生人才。

（2）病人争夺：医科大学附属医院占优，民营医院近期病人量大增。

第一，医科大学附属医院在病人争夺上完全占优。由于我国未完全建立分级诊疗制度，从需方视角看，病人选择医院权利泛化，病人自主选择医院并且不受政策约束；从供方角度看，医科大学附属医院、中等规模医院、基础医院之间尚未建立有效的相互转诊机制，医科大学附属医院也是自由选择患者；从医保角度看，由于病人就医门槛费和在各级（一、二、三级）医院就医的报销比例未有效拉开，医保未有效发挥经济杠杆作用。因此，在医科大学附属医院技术水平占优的条件下，患者自然会优先选择医科大学附属医院。

第二，民营医院近年来病人量大增。2010年民营医院门诊诊疗人次数为16582万人次，2016年为42184万人次，年均增长率为16.84%；2010年民营医院住院人次数为797万人次，2016年为2777万人次，年均增长率为23.13%。（见表1-4）

表1-4 2010—2016年民营医院门诊诊疗人次数一览表

指标	2010年	2011年	2012年	2013年	2014年	2015年	2016年	年均增长率/%
门诊诊疗人次数/万人次	16582	20629	25295	28667	32465	37121	42184	16.84
住院人次数/万人次	797	1046	1396	1669	1939	2334	2777	23.13

（3）医保费争夺和财政补偿争夺。

从公立医院补偿渠道来看，药品加成取消后，公立医院收入来自政府补偿和医疗收入两部分，医疗收入又可细分为医保支付收入和病人自付费医疗收入。在财政补偿权衡中，省（部）级医院占优。其他医院争夺能力排序：医科大学附属医院＞市级医院＞区县级医院＞基层医院＞民营医院。而在医保费用争夺中，医科大学附属医院占优，基层医院在享受医保政策上占优，民营医院争夺能力最弱，少数民营医院甚至存在骗保现象。

（4）药品价格虚高争夺。

药价虚高主要体现为生产领域、流通领域、使用领域三大环节的药价虚高。就目前的医疗卫生服务格局来看，药品最重要的和最后的消费环节毕竟在医疗卫生机构特别是公立医疗卫生机构，具体来说就是药品消费情况在很大程度上取决于医生开具处方的那只手。而医生为患者开药的种类和数量，从正常意义上来说，是靠医生的专业判断来决定的，但由于药企的"攻关"和利益诱导，某些医生也会做出有悖于医德的行为。药品零差率政策的实施，对医院和医生为自身利益而给患者过度用药的行为起到了阻止作用，减轻了患者的负担，但医院和医生有可能面对药品市场的虚高定价和隐性的不公平交易竞争。在药品价格虚高争夺中，那些消费药品多的医疗机构拥有较大的争夺能力，公立医院争夺能力排序为：医科大学附属医院＞市级医院＞区县级医院＞基层医院。民营医院由于不受二次议价、药品招标集中采购等限制，借助上下游产业链，往往能够获得药品价格虚高的最大红利。应该注意的是，药品价格虚高的最终受害者为患者。不过，现在政府推出"4+7"带量采购、二票制、同质认证及医院药品零差率等措施，正在逐步解决长期困扰患者的药品价格虚高问题。

5.BSC模式各医院不易复制

平衡计分卡虽然从财务、流程、患者、学习发展四个维度提供了医院战略绩效管理的固定工具，但各医院在使用平衡计分卡时没有定式，具体表现为在指标体系的选择、各级指标权重的设置及倾向、指标的战略性认识等多个方面存在差异。

6.政府管办不分、权责不明

我国现行医疗体制仍然受到计划经济体制的影响，公立医院的管理模式是典型的行政管理模式，其最大特点是政事不分。医院管理行为的行政化，主要表现为医疗机构资源分配、经营目标、医院经营管理者任免的行政化。医院内部治理外部化、政府外部治理内部化，导致政府对医疗机构的宏观监管与医疗机构内部的组织管理边界不清，医院的自主权和独立性不够。其结果是：公立医院管理效益低、治理结构效率低、公益性受到影响。

（三）小结

1.经营情况较好的医院才有转型的基础

就医院的角度而言，经营情况较好的医院其薪酬管理体制从经济导向型向战略导向型转变，不会对医院的收入结构产生较大冲击，更不会引起员工的不理解，甚至恐慌，医院运行的稳定性有保障。

2.医院的定位

医院的定位事关医院发展战略的制定，医院只有在拟定好发展战略后，对其实施进行层层分解，落实到各个科室，具体体现为多个指标，最终才能达成战略目标。

3.院领导的价值观取向

绩效管理和绩效变革是一把手工程，院领导的价值取向往往决定着发展战略落地的深度和广度。

4.医院内部对发展战略的认识仍存较大差异

医院内部，从院领导到科室主任、科室员工的多个层面对医院发展战略的认识仍存较大差异，这种差异常常导致科室目标、个人目标与医院发展战略脱节，不利于战略导向型薪酬管理制度的实施，从而影响医院的整体绩效。

三、人力资源管理型

(一)实施依据

1.李克强总理指示,"充分调动医务人员积极性"

2016年11月,李克强总理在出席上海第九届全球健康促进大会开幕式上的致辞中指出,"进一步深化医药卫生体制改革,建立健全覆盖城乡的基本医疗卫生制度","中国医药卫生体制改革已进入深水区和攻坚期。我们将以更大的勇气和智慧攻坚克难,进一步深化公立医院改革","充分调动医务人员积极性,要让他们得到社会尊重"。[①]

2.部分地区试点年薪制

(1)福建三明:目标年薪制1.0版。

①院长年薪制。

一是确定实行院长年薪制的对象。2013年,实行年薪制的对象包括22家二级及以上公立综合医院、中医医院院长。2014年,扩展到乡镇卫生院院长。

二是设定院长年薪的分类。院长年薪按照医院等级来设定,三甲、三乙、二甲、二乙级别的医院院长年薪分别为35万元、30万元、25万元、20万元。

三是确定院长年薪的组成。院长年薪由基本年薪(即档案工资)和年度绩效年薪两部分构成。

四是明确院长年薪来源。院长年薪由各级财政全额负担,统一由同级财政部门核拨给同级卫生计生部门,再由卫生计生部门直接支付给院长。院长年薪与医院的收入没有任何关系。

五是院长年薪的发放方式。每月由卫生计生部门预发基本年薪,每年7月预发全年薪酬的一半,待年度考核后再进行结算,发放余下的薪酬。实行年薪制的医院院长不再实行职称年薪及其他分配方式,不得再从单位获得年薪制以外的职务津贴、福利费、兼职薪酬等任何收入。个人及单位缴纳的"五险一金"、工会经费仍以档案工资为基数缴纳,法定的晋升工资进入个人档案。

六是建立科学合理的考核体系。在试点中,逐步建立起了包括6大类40项指标的院长考核评价体系,定性考核与定量考核、年度考核与日常考核相结合。每年由市医改领导小组从服务评价、办医方向、平安建设、医院管理、可持续发展、一

[①] 李克强.李克强在第九届全球健康促进大会开幕式上的致辞[N].人民日报,2016-11-24(04).

票否决、医药费用(总收入)增长率等方面对院长进行全面考核,其中一些项目采取倒扣分值形式计算。

七是院长年薪的核定。院长的年度绩效年薪待年终统一由市卫生计生、财政、人力资源社会保障、公务员局等医改领导工作协调小组成员单位,依据《三明市公立医院院长年薪制考核办法》考核后确定。按照综合得分(X),考核分为优秀(X≧90分)、良好(85≦X<90分)、合格(70≦X<85)、不合格(X<70分)四个等级。考核在70分以上的按得分率计算发放年薪,考核不合格的仅发基本年薪。出现一票否决的,直接评定为不合格。

②医生(技师)和临床药师年薪制。

自2013年1月1日起,三明市在全国率先试行县级以上医院医生(技师)和临床药师年薪制,对全市22家县级及以上公立医院在职聘用临床医师技师,按照资历和岗位,实行不同等级年薪制。2015年,在实行医生年薪制的基础上,实行"全员目标年薪制、年薪计算工分制",将原来的医生收入与科室收入挂钩的分配方式改变为按工作量(数量和质量)分配的分配方式。

一是认真做好年薪的基础测算。做好调查摸底工作,由各级医院上报医务人员收入状况,通过综合分析,参照国际惯例,综合考虑各方面情况和医生受教育时间长、培训时间长、劳动时间长、职业环境差、劳动强度大、执业风险大、技术含量高等特点,设定医生平均收入是社会岗位平均工资的2—3倍,护士收入高于相同年限资历教师的收入,医院管理人员收入与机关事业单位人员收入持平。如有获得国家和省级学术奖励者,可允许突破最高年薪,但也要计入年薪总额范畴。

二是医生年薪的确定。医生年薪由基本年薪(档案工资)、绩效年薪两个部分构成,住院医师最高年薪原定7万元(2011年三明市的社会岗位平均工资为37603元),2013年7月调整为10万元(2012年三明市社会岗位平均工资为42299元),其他职级按5万元递增,即住院医师、主治医师、副主任医师、主任医师年薪分别是10万元、15万元、20万元、25万元,最低年薪为医生本人的档案工资。

三是改革工资总额核定办法。自2013年起,三明市实行新的工资总额制度。医院工资总额以不含检查和化验收入的医务性收入(即剔除药品耗材成本、检查化验收入)为基数计算,包括诊查费、护理费、床位费、手术治疗费等,切断了医务人员待遇与药品耗材、检查化验等收入的联系,有效遏制了过度处方、过度检查。2018年起,在国家卫生健康委卫生发展研究中心的指导下,三明市开始进行"成本三分类"的医院全院年薪制改革。所谓"三分类"是指人力成本靠医疗技术服务收入和项目实施支撑,运行成本靠各种检查收入支撑,基建设备靠政府投入。全国各地医疗机构正期待其好经验向全国推广。

四是处理好医生、护士、行政后勤人员的工薪关系。目前医疗系统分配制度还不够完善,平均主义、"大锅饭"问题比较突出,如果对医院的全体职工都实行年薪制,会产生比较大的影响,有可能不利于社会稳定。因此,三明市采取了从医生年薪制逐步向全员年薪制过渡的改革办法。在工资总额中,医生、护士和行政后勤团队的工资份额分别占50%、40%和10%,充分体现了薪酬向医技人员、一线人员、贡献突出人员倾斜的原则,医务人员积极性大大提高。

(2)广东深圳:社区医生年薪制。

2016年,深圳罗湖区和坪山区已经开出30万元年薪的条件招聘优秀全科医生,吸引了全国各地优秀全科医生前往深圳,并扎根社区。2017年起,深圳在全市社会健康服务中心力推社区医生年薪制,逐步让全科医生待遇不低于同级别的专科医生,解决了全科医生待遇低的问题。全科医生年薪至少30万元起步。

(二)主要挑战

1.医生职业社会定位存在争议

医生职业的社会定位一直存在争议,社会定位不清是公立医院薪酬管理机制混乱的根源,医生职业社会定位关系到医生群体与社会其他职业薪酬水平的参照。从市场化角度来看,由于医生职业具有教育成本高(5+3)、培训时间长、工作强度大、职业风险大、心理压力大等特征,理应参照国外中产阶级薪酬水平与社会平均工资倍数拟定薪酬水平。但由于我国特有的社会经济文化等因素的限制,医生职业薪酬的拟定常常需要统筹考虑教师、工程师、公务员等的社会定位,医生职业社会定位的争议将会在很长一段时间内继续存在。

2.人力资源成本在医院总收入的占比较低

我国人力资源成本在医院总收入的占比一直维持在较低水平。我中心于2018年12月对三明市的全员目标年薪制进行了调研,发现三明市实行的医院目标年薪制有两个特点:一是拟定医务性收入[①]、检查检验、药品耗材收入占医院总收入的比重分别为50%、20%、30%;二是设置医务性收入修正系数用于调节医务性收入未到达50%目标的医院绩效总盘子,激励医院收入结构的转变。医务性收入修正系数=50%÷当年医务性收入占比。2017年三明市医务性收入占比为

---

① 医务性收入:主要体现医务人员价值为主的诊疗收入。

42%。未来,我国公立医院人力资源费用在医院总收入的占比应该逐步向40%(国家卫生健康委要求)、60%(国外发达国家平均数)靠拢。

3.内部级差多大合适,值得深入研究

公立医院绩效分配内部级差每级数值应为多少一直未有定数。公立医院绩效分配内部级差包括四个方面:一是临床、医技、医辅、行政后勤科室的绩效级差;二是从医院层面来讲,医生系列、护士系列、行政后勤系列三大系列的绩效差;三是科室内部医生和护士的绩效级差;四是科室内部同一系列人员的绩效级数。重庆市第九人民医院采用"奖金模糊弹性原则",在设置科室内部级差时,设置的级差倍数为3—5倍。三明市设置医生系列、护士系列、行政后勤系列三大系列绩效级差比值为5:4:1。

4.医生收入来源

(1)绩效工资收入。

目前我国公立医院实行岗位绩效工资制度,岗位绩效工资由岗位工资、薪级工资、绩效工资和津贴补贴组成。在医生薪酬总收入中,绩效工资占比较高。绩效工资主要实行"收入挂钩"机制。所谓收入挂钩,就是将医药收入与医务人员薪酬直接挂钩,如实行开单提成或收入分成等。因此医生的正规收入较大程度依赖于医院的医药收入,该制度把医生的收入与医院科室的创收捆绑在一起,医生在追求个人收入的同时,既带动了医院的发展,也畸形地推高了医疗费用。这是医疗费用过快增长的核心原因。

(2)非正当收入。

与发达国家相比,我国公立医院医务人员的阳光薪酬水平普遍偏低。存在部分医务人员收受"回扣"的事实,非正当收入问题较突出。2016年,李玲教授在接受中央电视台采访时讲到药品耗材总收入的50%进入了流通环节,也指出其中部分成为医务人员的"回扣"。在阳光薪酬水平普遍偏低的情况下,医生面对药品、耗材和器械等销售"回扣"诱惑时,极有可能滥用其代理人地位和信息优势,导致严重的诱导需求现象,刺激医疗费用的增长。在医生收入中,无论是绩效工资,还是药品、耗材回扣,都对医生的过度医疗行为有激励作用。过度医疗行为是刺激医疗费用畸形增长,并增加患者就医负担的关键,因此要从根本上改变这种医生诱导需求的内在动机,必须建立新的薪酬制度激励机制这是公立医院改革的关键。(图1-1)

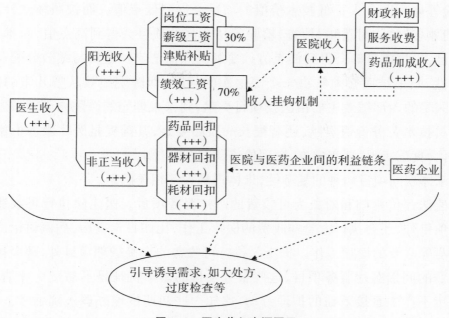

图1-1　医生收入来源图示

5.点值法利弊分析

(1)点值法的优点。

①我国对点值法的应用多参照美国RBRVS体系,体现了医生劳动的操作时间、技术水平、技术风险、技术强度等人力价值成本。

②我国医疗机构应用点值法建立了多层次的绩效分配体系,其最大亮点是通过工作量核算可将绩效直接量化分配到医生、护士、技师个人。

③与医疗价值价格无直接联系。通过建立人力价值技术评价体系,对项目人力价值通过定量评估的方法核算点值,基本解决了医疗价值价格不一致的问题。

④相同的项目,点值也相同,基本做到了同工同酬。

⑤点值法应用到科室的首要条件是实现科室内部的医护分开,包括医护奖金总盘子分开和工作量点值分开。因此,医护分开核算是对以科室为基础进行核算的改革。

(2)点值法的弊病。

①点值法支付逻辑与绩效分配逻辑存在非对称性,人力点值与物耗补偿相悖。

点值法支付逻辑与绩效分配逻辑的非对称性首先表现为"人价高、点值高"与"结余高、绩效多"的非对称性。按照点值法"人价高、点值高"的支付逻辑,手术项目、护理项目、治疗项目等能体现医务人员高技术价值的项目会得到高点值,而检查、检验等体现医务人员低技术价值的项目会得到低点值。而按照绩效分配"结余高、绩效多"的支付逻辑，检查、检验等结余高的项目会得到高点值，手术项目、护理项目、治疗项目等会得到低点值。要解决点值法支付逻辑与绩效分配逻辑的非对称性，归根结底必须解决一个深层次的问题，即医院绩效从哪儿来的问题。从当前医院的内部绩效主要由医技项目贡献，到未来理想的医院内部绩效主要由医务人员技术劳务价值贡献，还有很长一段路要走，其前提是医疗服务价格制定的科学化，真正实现"真实成本、合理价格"的政策意涵。

②未体现同项目病种的复杂性，未体现病人等相关因素。

点值法评价基础和对象为可收费的医疗服务项目。医生除执行可收费的医疗服务项目外，还会执行大量非收费的医疗工作，比如日常查房、病例讨论、教学、病案书写等必要的诊疗工作。护士除执行可收费的直接护理项目外，还会执行大量非收费的间接医疗服务项目，这些服务项目的基本特征是不易量化评估，需要护士付出不产生直接效益的护理劳动，比如一些初期护理办理入院手续、一些优质护理项目、健康教育等。因此，仅按可收费医疗服务项目设计点值难以整体衡量医务人员的工作量。在实际操作中，公立医院内部绩效分配很少用可收费医疗服务项目作为绩效分配基准，而常常用管床数、收支病人数、门诊人次数、出院人次数、住院床日、手术人次数、会诊数等宏观指标作为绩效分配的依据，再辅以岗位系数、职称系数等进行绩效分配。

同一个操作，对于不同的人群、不同的病种，其风险程度是不一样的。不同的医师在处理病情复杂程度不同的病人时所表现出来的技术能力和服务水平存在差异。点值法单纯考量不同医疗服务项目的相对价值，而忽略了不同医师在处置相同医疗服务上的能力差异，无法对病人病情的严重程度和复杂程度进行差异化计算，RBRVS点数也不考虑最终的治疗结果和质量。

③点值到个人与薪酬管理逐级核算的冲突。

目前，我国公立医院绩效分配实行院科两级逐级核算。在院科两级核算体系下，科室主任对科室内部绩效的二次分配具有较大的自主权，科室主任根据学科建设、医疗服务质量、新技术新项目开展、科研教学活动、组织重点疑难手术讨论、急危重症救治能力培养等的综合情况，将科室奖金分配到个人。点值法根据工作量将绩效精确分配到个人，削弱了科室主任对科室内部绩效二次分配的权力，可能导致科室内部管理失衡的风险。

④点值法在我国目前难以处理医护绩效分配逻辑。

美国RBRVS体系仅针对医生项目，基本没有涉及护士项目。因此，对医护分开核算首先要解决的是如何建立医生和护士点值体系的问题。有两种可能：第一，医生和护士分别建立不同的点值体系，比如，医生项目参照美国RBRVS体系建立点值体系，护理项目以护理时数建立点值体系；第二，医生和护士建立相同的点值体系，比如，医生项目和护士项目均参照美国RBRVS体系建立点值体系。不管医生和护士建立什么样的点值体系，首先要面临的问题是，医生和护士三种关系（独立操作、紧密型合作、松散型合作）的界定和处理。

（三）小结

1. 方法学上较为推荐点值法，但点值法是否科学仍有争议

人力资源管理型绩效模式在工具选用上较为推荐点值法，但点值法是否科学仍然存在争议。

第一，中国医疗体系和美国医疗体系存在非对称性。一是医疗体制存在差异，包括卫生总费用规模与结构的差异、医生薪酬与人力成本的差异、医生人力技术价值对医院收入贡献的差异等；二是中国封闭式医疗体系和美国开放式医疗体系存在非对称性差异；三是医疗服务价格形成机制存在差异。

第二，点值法体系与医院内部绩效分配体系存在非对称性。主要体现为以下非对称关系：一是"人价高、点值高"与"结余高、绩效多"的非对称性；二是"自收自支、结余分成"预算体系与"总额支付、超支不补、结余留用"支付体系的非对称性；三是点值法宏观性与绩效分配微观性的非对称性。

2. 劳动价格与劳动价值充分平衡是运用点值法进行绩效分配的基础

人力资源管理型绩效模式运用点值法的基础在于劳动价格要与劳动价值充分平衡。当前，医生劳动价格与其劳动价值严重不平衡，这是制约点值法在公立医院应用的最大障碍。医生劳动价格与劳动价值的不平衡，必然导致医生通过其他非规范行为进行非正当逐利，形成医疗行业"药价虚高""过诊过治""人价低、物耗补"三大病毒。

3. 公益性部分要明确政府的责任

当前，公立医院的公益性广受诟病。公立医院公益性缺失的根源在于其市场性和公益性的边界不清，目前，公立医院存在的主要问题是公益性和经营性业务边界不清，人财物不分，造成政府责任不清。公立医院改革的方向是区分两类业务，公益性业务类由政府负责，经营性业务类交给市场。在有效区分公立医院公益性和市场性的基础上，政府实现符合区域卫生规划的"公立医院基本建设和设备购置、重点学科发展、人才培养、符合国家规定的离退休人员费用和政策性亏损补贴等投入"(以下简称"六项买单")责任,固化和扩展公立医院薪酬来源,是点值法应用于医院管理的核心要义。

4. 全国尚无可广泛应用的好范例

点值法应用于医院内部绩效管理在全国范围内缺乏典型范例。笔者在前期研究基础上,总结了点值法应用于国内医院内部绩效管理的三大模式。

(1)工作量绩效模式。

中山大学附属肿瘤医院、温州医科大学附属第一医院、河南省人民医院是我国RBRVS工作量绩效模式实践的典型代表,其实践路径概况见表1-5。

表1-5 我国RBRVS工作量绩效模式实践路径概述

医院简称	试点时间	试点对象	字典来源	点数取值	工作量分类	医、护、技是否分开核算	点数设置	科室点单价	相同项目点值
中大附属肿瘤医院	2009年	临床医师	2012版	TRVU	重点+非重点执行诊疗项目工作量	是	不同职系点数不同	变化	不同科室点值不同
温医大附一院	2012年	医师、护理、医技	2012版	TRVU	直接+间接工作量	是	不同职系点数不同	不变	不同职系点值不同
河南人民医院	2012年	医生、护理	2012版	WRVU	直接+间接工作量	是	不同职系点数不同	变化	不同科室点值不同

(2)医师费率模式。

山东省千佛山医院、南京医科大学第二附属医院、靖江市人民医院、瑞安市人民医院是我国医师费率模式实践的典型代表,实践路径概况见表1-6。

表1-6 我国医师费率模式实践具体路径概述

医院简称	试点时间	试点对象	医、护、技是否分开核算	提成方式	医师费类别	对应费率类别	点数核算最小单位	成本融入路径
千佛山医院	2006年	医师	是	定率	医师费	医师:7类	个人+医疗组	路径一
南医大附二院	2010年	医师、护理	是	定率	判读费、执行费	医师:18类 护理:36类	个人+科室	路径一
靖江人民医院	2011年	医师	是	定率	判读费、执行费	医师:18类	科室	路径一
瑞安人民医院	2008年	医师	是	定率	判读费执行费	判读项目固定费率执行项目分别费率	个人+科室	路径一

（3）本土自主创新模式。

上海第九人民医院、南方医科大学公管学院、南通大学附属医院、南京仙林鼓楼医院是我国本土化自主创新模式实践的典型代表，其实践路径概况见表1-7。

表1-7 我国本土化自主创新模式实践具体路径

医院简称	试点时间	试点对象	研究方法	一级指标	二级指标	评分办法	评分尺度	点数形成	有无权重
上海九院	2017年	手术室	文献研究法、专家咨询法	3个	9个	序数尺度	各指标评分尺度不同	项目点数调整系数×原基本点数	无
南医大公管院	2013年	影像科	文献研究法、问卷调查法、专家咨询法、专家评分法、量值评估法	4个	12个	相对价值	各指标评分尺度相同	二级指标相对得分加权	有
南通大学附院	2017年	普外科	文献研究法、专题小组讨论、问卷调查法	3个	无	基数尺度	各指标评分尺度相同	一级指标得分加权形成	有
仙林鼓楼医院	2016年	临床科室	文献研究法、问卷调查法、专家咨询法	5个	10个	基数尺度	各指标评分尺度相同	二级指标得分加总形成	无

（4）国内公立医院内部绩效管理三大模式存在的问题。

我国公立医院内部绩效管理存在着以下问题：医师能力、病人疾病复杂程度、治疗结果、医疗质量等要素未纳入点数设计模型；直接工作量点数匹配难度大，精确性与可靠性还有待深入研究；不同职系工作量点数体系主要依据间接工作量点数调节，间接工作量点数形成路径差异显著，亟待标准化；美国医生人力成本占比显著高于中国，直接匹配项目点数对医生行为激励机制不清；大陆地区不具备台湾地区医师费实施条件，以医疗服务价格为基础的医师费率模式难突破"自收自支""收支结余"体系的禁锢；我国本土化自主创新模式尚处于试点阶段，指标体系、评分办法、指标权重等要素的内涵尚未统一，亟待标准化等。

四、价值观型

（一）实施依据

1. 希波克拉底誓言

2000多年前，被西方尊为"医学之父"的希波克拉底所留下的《希波克拉底誓言》，界定了医生的职业道德、社会责任和行为规范。《希波克拉底誓言》的核心精神是以患者利益为上："我愿在我的判断力所及的范围内，尽我的能力，遵守为患者谋利益的道德原则,并杜绝一切堕落及害人的行为。"约束医疗服务行为规范的最有效手段是职业道德,这也是医生职业神圣所在。

价值观型绩效模式主要有两个特点:患者至上和团队精神。医务人员可以全心全意投入为患者服务中,而不必担心其他事情。"无论他们为谁诊治、耗费多长时间、他们发现了什么,他们只要为这儿的患者尽其所能就好。""唯一的驱动力便是患者的最大利益。"患者可以信任医生,为构建和谐医患关系奠定制度基础。①

在价值观型模式下,医生都只领取固定工资,而且在若干年后,医生的工资将封顶不再上涨。他们的收入与诊疗患者的数量、手术次数或实验室测试数量无关。没了财务这个刺激措施,医生只花费时间在他们认为患者最需要的优质医疗服务上,患者也从不质疑医生所做一切的动机就是为了患者的利益。美国梅奥诊所即是价值观型绩效薪酬管理的典型案例。

2.国家相关法规

(1)改善医疗服务行动计划。

2015年1月,国家卫生计生委、国家中医药管理局印发《进一步改善医疗服务行动计划》,要求"弘扬'不畏艰苦、甘于奉献、救死扶伤、大爱无疆'的行业精神,坚持以病人为中心,以问题为导向,以改善人民群众看病就医感受为出发点,围绕人民群众看病就医反映比较突出的医疗服务问题,大力推进深化改革和改善服务,通过改善环境、优化流程、提升质量、保障安全、促进沟通、建立机制、科技支撑等措施,为人民群众提供安全、有效、方便、价廉的基本医疗服务"。

(2)医生收入不与经济收入挂钩。

2013年12月,国家卫生计生委、国家中医药管理局印发《加强医疗卫生行风建设"九不准"》,明确提出"不准将医疗卫生人员个人收入与药品和医学检查收入挂钩"。

2015年3月,国家卫生计生委办公厅发布《关于印发公立医院预决算报告制度暂行规定的通知》,在《公立医院预算决算报告制定暂行规定》中明确提出,医院要实行全面预算管理,科学预测医院收入,不得将医院收入指标分解到各科室,更不得将医务人员收入与科室收入直接挂钩。

前面提到,美国梅奥诊所的分配模式是价值观型的典型代表。国内也有学者提出医务人员"高水平、不挂钩、全透明"的分配模式理念,但目前尚缺乏执行效果好、可供推广的案例,这或许与中国医改的复杂性和渐进性有关。

① 钟东波.高水平、不挂钩、透明化的薪金制是公立医院薪酬制度改革的方向[J].卫生经济研究,2014:26.

（二）主要挑战

1. 医生收入不与经济收入挂钩，就可破除逐利动力？

目前，我国医院仍然是按项目收费。医院需要创收，医务人员的个人收入与"经济"挂钩，激励其创收的作用就会增强，这也是目前绝大多数县级公立医院绩效管理的主要手段。医务人员收入不与经济挂钩的前提是对医院的投入要满足医院所有的经营、发展和承担公益性任务的需要，而不仅仅是对医院的投入和补偿进一步加大。医务人员个人收入（这里指的是奖励性绩效工资）不与医院经济收入挂钩后，如何调动其工作积极性？是否会存在基层医疗卫生机构收支两条线的所有的问题？不能调动员工的积极性，容易出现"吃大锅饭"、养懒人等问题，是医生收入不与经济收入挂钩常常出现的问题。

2. 市场充分竞争，就可倒逼出优质、低价的医疗服务？

国内的医疗服务市场派有一种观点：医疗服务市场充分竞争，就可倒逼出优质、低价的医疗服务。这种观点值得商榷。

首先，医疗服务市场不是买方市场，而是卖方市场；医疗服务市场存在信息不对称、优质医疗资源寡头垄断等特征。

其次，中国医疗服务市场是否可形成充分竞争的有序格局？答案是否定的。一是公立医院内部分级诊疗制度建设成效缓慢，优质医疗资源配置格局难以被撼动。当居民就医选择自主权未受限制时，患者向优质医疗资源集中的动力机制仍然存在。二是公立医院与民营医院结构性竞争中，公立医院仍然占主导地位，存在竞争的不充分、不平衡。

再次，市场充分竞争，医疗服务就能实现优质低价？世界上医疗服务市场化最高的美国，其医疗服务市场充分竞争的结果已经告诉我们答案，市场充分竞争的结果不仅不能实现低价，还可能存在美国版的"看病难、看病贵"问题。

3. 用"梅奥诊所分配价值观"就可控制逐利冲动？

《向世界最好的医院学管理》一书中，详细介绍了梅奥诊所的分配价值观：

梅奥诊所实施年薪制，同工同酬，没有奖金分配，薪酬没有和患者数量及营收挂钩，其平均年薪水平保持在略高于美国业内平均水平，不是美国最高薪酬。

梅奥的绩效考核指标源于其价值观和战略目标，但不会以惩罚扣钱等方法来实施管理。

梅奥实施精细化预算和目标管理，每个员工和组织都知道自己的努力方向。

梅奥只招聘价值观相同的员工，不是只靠高薪招聘、留住人才。如果价值观不同,再优秀、能力再强,梅奥也不会留任。

梅奥给员工提供优秀的团队协作平台,有一定吸引力的报酬,可以让员工实现自我价值。

在梅奥,能力不是第一位的,价值观才是第一位的。

梅奥的"患者至上"不是口号,每个员工、每个细节都要考虑患者需求。

梅奥管理者并不关心诊所排名,而是以医疗质量、患者满意度为唯一追求。

梅奥不以营利为目的。

梅奥"三盾"理念使其临床、教学、科研捆绑发展,它尤为注重团队协作,一切以患者为中心。

钟东波主张公立医院薪酬改革可借鉴梅奥模式,他有如下理由:"第一,如果薪金制是高水平的,同时加上严格的准入资格管制与激烈的岗位竞争,在很大程度上可以消除其激励不足的问题。第二,人并非完全是经济人,专业精神、成就激励等也是很重要的激励机制。第三,尽管理论上绩效工资很美,但是实际上医疗服务的绩效测量是十分困难的,很多研究表明,绩效薪酬对绩效的积极影响是有限的,甚至是消极的,因为有时如果过分注重个人业绩反而会影响合作和团结。第四,现实中没有完美无缺的激励机制,必须根据不同工作的特征权衡利弊作出选择,对医疗服务而言,经济挂钩产生的弊端远大于激励中性化的薪金制产生的弊端,因此采取薪金制是相对合适的选择。这也是梅奥诊所将其薪酬制度从收入分成制改成纯的薪金制的根本原因。"[1]

在中国,梅奥诊所的分配价值观和绩效分配模式是否适合不同类型、不同等级的公立医院仍需广泛讨论。其背后的核心问题是医院薪酬来源及薪酬水平高低问题。如果医院医生薪酬水平低、薪酬来源不足,医生逐利的动机就难以破除。

4.更公平意味着更平均?

目前,我国绝大多数公立医院绩效工资产生有三种模式。

第一种模式:第一步,由医院直接核算出全院的绩效工资总量;第二步,通过综合指标计分、考核,将绩效工资分配到科室;第三步,由科室分配到个人。医院计算绩效工资总量的方法有直接预算比例法和收支结余法;在"科室分配到个人"层面核算绩效工资时,多数医院采用与个人职称、个人业务收入量、工作量挂钩的方法。这种方法最大的优点是医院能够控制总量,约束力相对较强;缺点是激励滞后,激励作用较弱。

①钟东波.高水平、不挂钩、透明化的薪金制是公立医院薪酬制度改革的方向[J].卫生经济研究,2014:27.

第二种模式：科室直接核算，根据科室收支结余，按照一定比例计算绩效工资，然后分配到个人。这种方法的优点是激励作用相对较强，缺点是医院不好控制总量。

第三种模式：医院直接计算出个人绩效工资。可以通过计件核算，采用体现医生工作量和技术因素的"点值"法（点数法）。其激励作用很强，但需要把握好"平衡"和"控制"两个技术上的问题。

不管什么样的方法，都应该包含三个原则：一是要符合相关政策法规、体现医院的公益性；二是要有激励作用，要能调动个人的积极性；三是要有约束性，在调动个人积极性的同时保证公益性指标的落实。

就公平视角而言，公立医院的价值观最为重要：公立医院是追求起点公平、过程公平、还是结果公平？不同的公平价值取向，有不同的绩效发放模式。在医院绩效分配过程中，如果过分强调公平，则可能走向平均主义，出现"吃大锅饭"的现象。

5. 绩效分配应公开透明，还是应适当模糊？

从政府监管角度来讲，绩效分配透明化有利于其对公立医院的有效监管。医务人员薪酬水平不透明，不利于政府进行管理调控，也不利于社会进行监督，可能导致灰色收入盛行，影响医务人员的职业形象和社会信任，也影响人力资源的合理流动与优化配置。

从公立医院内部绩效分配的角度来讲，分配是公开透明好，还是适当模糊好呢？该问题与医院价值观和文化存在紧密联系。重庆市第九人民医院内部绩效分配采用"奖金模糊弹性原则"，驱动了医院20年的高速发展。奖金模糊弹性发放原则即：奖金分配中规则透明，具体数目平级间模糊，但上级对下级知晓。具体表现为：价值观上引导员工从追求分配上的平等到追求机会上的平等；建立收入属于个人隐私，不应该彼此打听的观念；奖金发放坚持程序民主透明，但奖金数目在平级间彼此模糊；形成高收入不被嫉妒，低收入不被鄙视的理念；坚持分配向一线科室和骨干倾斜的"二八原则"；一个系统内部分配级差设定为3—5倍。重庆市第九人民医院职代会曾通过有条件时可分配级差逐步达到8—10倍的提议，但实施25年，级差最大仍未超过5倍。

（三）小结

1. 医务人员绝大多数仍为生存而工作

从马斯洛需求层次理论来看，人有相互递进的五层需求：生理需求、安全需求、社交需求、尊重需求和自我实现需求。这五种需求像阶梯一样从低到高，按层次逐级提升。医务人员绝大多数仍是为生存而工作，处于生理需求层次。中国医生群体的这个实际现状与价值观所倡导的尊重需求和自我实现需求尚相距甚远。因此，对于目前的公立医院而言，价值观型绩效模式似乎有些超前。

2. 薪酬的来源在哪儿

薪酬的来源在哪儿是决定绩效模式最为核心的问题。目前我国公立医院薪酬来源有：医疗收入、政府拨款及少量社会捐赠。重庆市第九人民医院2011年的一项课题研究表明：政府六项买单占公立医院总收入的24%。算上对2015年实施药品零差率政策性亏损的补偿后，政府补偿部分应该达到公立医院总收入的30%，而实际上，政府补偿部分只占到公立医院总收入的约10%，重庆市2018年为7.1%。实行药品零差率销售（简称"药零差"）时，国家出台的"811"政策（即调价补偿80%，政府直补10%，医院自身消化10%），实际全国仅北京等个别地方执行，绝大多数地区未执行。即实行药品零差率销售后，公立医院要靠医疗收入逆向补偿政府财政未足额补偿的20%。假如医生收入不与医院业务收入挂钩，那么医生的薪酬应该如何得到保障，又如何实施"两个允许"呢？

3. 基层医疗机构"超前"改革中的教训

2009年，安徽省医改率先对基层医疗卫生机构实行以"核定任务、核定支出、绩效考核补助"为核心的"收支两条线"管理模式；2010年12月，财政部、卫生部联合印发《基层医疗卫生机构财务制度》，明确提出"政府对基层医疗卫生机构实行'核定任务、核定收支、绩效考核补助、超支不补、结余按规定使用'的预算管理办法"，"有条件的地区可探索对基层医疗卫生机构实行收支两条线管理"。该制度出台后，国内大多数省份对基层医疗机构实行了"收支两条线"管理。2015年2月起，安徽省在政府举办的基层医疗机构中不再实行"收支两条线"管理，而是全面推行财政经费定向补助等新政策。安徽省为什么会取消基层医疗卫生机构实行"收支两条线"的管理政策？究其原因，"收支两条线"管理政策实施后，出现了重吃"大锅饭"，工作人员积极性下降等问题。近期广东省推出的"公益一类财政供给、公益二类绩效管理"获得国家卫生健康委肯定。

4. 梅奥模式中国目前无出资基础

就中美两国卫生总费用来看，2016年，美国卫生总费用为33372亿美元，人均卫生总费用为10348美元，占GDP的比重为17.92%，政府出资占比为55%；中国卫生总费用为46344.88亿元（按当年汇率计算为6977.23亿美元），占GDP的比重为6.23%，人均卫生总费用为3351.74元（504.61）美元，政府出资占比为

30.01%。就医生薪酬水平来看,据美国Medscape专业网站公布的《医生薪酬水平报告2018》数据,2011年,全美医生平均薪酬为20.6万美元;2017年,全美医生平均薪酬为29.4万美元,年平均增长率为5.16%。按上述数据计算,2011年至2017年,美国医生薪酬依次是社会平均工资的4.55倍、4.80 倍、5.17倍、5.27倍、5.44倍、5.62倍、5.79倍。从中国当前中国公立医院医生平均薪酬来看,其大约是社会平均工资的2倍。

第五节　国外医院人力成本现状简介

在一些西方国家,医生是自由职业者,医生和医院的关系并不是雇佣关系,而是合作关系。他不仅可以在一家医院执业,也可以在多家医院执业,而且还可以开自己的诊所。简单地说,就是多点执业,不依赖某个固定资源,当然客户群体也就不是固定的,所以收入自然就高。这和我国医生只能在某一家医院工作不相同。

比较一下美国、英国、加拿大、澳大利亚、日本、新加坡和俄罗斯等国的医生执业薪资水平,可以发现,各国卫生行业薪酬多居于社会各行业中等以上水平,医生收入在各职业中均居前列,是社会平均工资的1.8—6.2倍,护士收入多为社会平均薪资的0.9—1.5倍。在医生中,外科医生、麻醉医生和全科医生的收入排在前列,这也说明发达国家全科医生待遇明显高于社会平均收入水平。

在发达国家,医生的收入叫医师费,有严密的"医师费制度",医生的收入不与医疗收入挂钩;医生的医术水平、资历、职务薪资约占其总工资的30%,医生的医事服务费约占其总工资的70%。医事服务分类极细,把各种疾病及其规范治疗分为几千种,每一种医事服务费都定得清清楚楚,这样,医事服务费就与医疗收入无关了,即使过度处方、过度检查,医生也不能多拿钱,而保险公司也会不予支付。"医师费制度"让医生多看病、看好病,也让医生收入不菲。

英国实行国民免费服务体制,公立医院的医生提供专科服务。医生收入包括政府按不同医生等级支付的固定工资、各种津贴和按服务效果支付的绩效奖金等。医生年薪根据其服务年限一般在3.7万—7.0万英镑之间,其整体收入约为全国雇员平均值的2.5倍,高年资医生差不多是全国雇员平均值的4.0倍。英国医生年薪以"岗位含金量"为基础,薪酬分配要素包括交流、技能、知识、责任等16个,医务人员也可通过参与教学和研究获得额外项目津贴。

美国实行商业健康保险体制,医疗卫生保健服务通常由私人提供,医院采用以资源投入为基准的相对价值费用率来考评和支付医生薪酬,医生平均年薪约为10万—20万美元,资深医生年薪甚至高达80万—100万美元,超过全国雇员薪资平均值的2—7倍。美国确定医生薪酬等级时,主要考虑知识、复杂性等10大要素,每个要素依据重要程度赋有明确的权重,其中知识的权重最高,吸引医生的通常做法包括报销学费或者提供合同奖金。

德国实行社会医疗保险体制,公立医院主要实行年薪制,向医生发放固定薪酬,高级医生治疗私立保险患者也可按服务收取费用,其年薪为3.5万—5.6万美元。

　　还有一些国家和地区将津贴补贴作为增加医务人员薪酬和调动其积极性的灵活手段，并且与工作量和绩效直接挂钩。

　　在那些实行免费医疗的发达国家，其资金主要来源于纳税人的一般税金，即公民无须缴纳任何专门的医疗保险费用，而由政府将税收中的部分，直接投入医疗领域。在实行免费医疗的发达国家中，"童话王国"丹麦的医疗模式一直为人称道。目前，丹麦全科医生的平均年薪折合人民币大约130万元，其收入是国民平均收入的4倍。

第二章　重庆市第九人民医院20余年来 绩效管理改革理论与实践

CHAPTER 2

　　导读:重庆市第九人民医院20余年来的绩效管理改革理论研究与实践,呈现以下特点:一是始终坚持"点线面"结合,"点"指创新实践,"线"指在借鉴国内外相关理论基础上的创新理论,"面"指以课题、论文、专著等作为绩效管理改革的研究支撑;二是理论研究在始终关注质量安全的前提下,侧重于探索与成本支撑相关联的规律;三是将研究结果逐渐应用于预算与绩效管理一体化的框架中,设置薪酬分配方案,并与医院发展战略措施形成体系;四是不断深化研究型管理"四重境界"的认识,所谓"四重境界",即理论与实践基于医院所服务的当地展开(第一重境界),理论与实践可在全国推广(第二重境界),部分理论与实践在全国推广,可形成国家标准(第三重境界),理论与实践在国际上产生一定影响(第四重境界)。

　　重庆市第九人民医院20余年绩效分配管理改革的历程,可以分为以下阶段:一是经济水平较低时的奖金模糊弹性发放阶段;二是采用平衡计分卡BSC加PDCA循环的管理阶段;三是成本核算细化与深化阶段;四是创新应用点值法人力价值评价的阶段;五是成本核算形成体系和预算与绩效管理一体化的阶段。其改革特点在五个阶段的薪酬绩效管理创新中得到全面展现。

第一节　"点线面"结合的阶段性重大创新工作

一、以收支节余为基础的价值观转变——奖金模糊弹性发放阶段

(一)实施背景

1. 改革的时代背景

　　公立医院薪酬绩效分配体系是医院对医务人员进行薪酬分配的制度设计,是医院重要的战略手段和激励、沟通工具,也是促进医院和员工共同发展的桥梁。

在我国公立医院薪酬分配体系的发展历程中,薪酬分配制度改革是在我国医疗卫生事业改革发展的大环境下发生的。

从新中国成立到1985年,公立医院作为公共卫生事业的主体单位,其医疗服务定价、医院发展、医务人员的成本等,均以计划经济形式由政府统一解决。医院医疗卫生服务以确保绝大多数居民能够看得起病的社会公益性质为目标。医疗机构实行统收统支的财务管理,其收入全部纳入各级财政预算,所需的各种费用,包括医疗机构人员的工资和基本建设经费等,则通过财政预算专列的"卫生事业费"和"卫生基建费"获得。此时期,在事业单位实行行政级别工资制度,没有另外的奖金。

改革开放的初期(1978—1985年)。随着我国经济建设的逐渐恢复,企业在一定程度上实行了工资浮动制,并将浮动工资作为一种绩效奖励,同时事业单位的工资也开始有所增加。医疗卫生单位开始有了对经济管理和绩效工资实施的初步认识。

社会主义市场经济改革时期。1984年,十二届三中全会通过的《中共中央关于经济体制改革的决定》拉开了我国发展社会主义市场经济的大幕,中国的经济发展进入了一个伟大的新时代。随后,无论是国家经济发展还是人民生活水平,都发生了翻天覆地的变化。在经济体制改革的时代背景下,我国开始运用经济手段管理卫生事业,并出台了一系列文件推动公立医院向着市场化方向运行。随着政府投入的改变,中国大部分地区医务人员的基本工资和医院维持运转的基本费用,逐步转变为由医院在医疗服务中自行"创收"获得。在政府"分科核算"的推动下,公立医院绩效制度的建立成为医院改革发展的热点。

2.重庆市第九人民医院当时的基本情况

重庆市第九人民医院位于重庆市北碚区缙云山下,其前身是著名爱国实业家卢作孚先生于1927年创立的峡区地方医院,抗战时期,国立江苏医学院内迁来此。新中国成立后,医院正式更名为"重庆市第九人民医院"。

1997年重庆直辖后,市政府做出改革试点决定,将包括重庆市第九人民医院在内的四家市级医院下放至所在辖区管理。当时重庆市第九人民医院的资产规模、业务用房、医疗装备、专业学科、技术人员和医疗服务量等与重庆市的教学医院相比差距较大,和其他市级综合医院比较也相对较差。北碚区处于重庆市主城区边缘,随着交通的改善,患者出于对大医院品牌的信任,也可以很方便地选择直接去重庆市的大医院就诊治疗;而当患者自己认为疾患比较轻的时候,也可以图方便在本地的社区诊所或者乡镇医院接受诊治。因此,重庆市第九人民医院这种位于主城区边缘的区管医院,很容易被边缘化。

在区级财政的支撑力有限的现实状况下,在缺资金、缺人才、缺技术、缺品牌、缺政策的困境中,为了生存与发展,重庆市第九人民医院从改变机制入手,实行差异化改革发展战略路径,先后采取了激励绩效考核制度改革、医疗资源优化重组、以健康教育促进战略制定及执行、以学习型组织构建医院文化、三甲医院兴办社区卫生服务等一系列改变医院管理运行机制的战略举措。

(二)主要内涵

1.模糊弹性

随着改革开放的深入推进,许多外资、合资企业的薪酬分配方式被我国学习和借鉴。薪酬发放形式有两种,公开发放和模糊发放。所谓公开发放是指薪酬制度体系、发放过程和标准都是公开透明的,每个员工的薪酬情况均可被其他人了解。模糊发放是指薪酬制度体系或者发放给员工的薪酬标准是保密的,员工对彼此的报酬情况不可被了解。

两种发放方式各有特点。公开发放的优点是:可以减少管理人员凭个人主观意志代替客观标准发放薪资的"暗箱"行为。其缺点是:公开发放可能造成员工主观上的"不公平感",还可能给员工造成心理压力。优秀员工由于公开的高薪,可能会在工作中遇到阻力,对非优秀员工来说,公开的低薪又会使其觉得尴尬自卑。因此公开薪酬对优秀或者非优秀员工都具有心理上的不良后果。其结果是许多单位又回到了"均贫富"的分配理念和模式中,绩效激励的作用因此被大大削弱了。

模糊薪酬发放模式的优点在于:可以避免组织内成员互相攀比,缓解员工的心理压力,增强核心员工的积极性,让高薪员工不被嫉妒,让低薪员工不被鄙视,从而维护单位组织正常有效地运行。缺点在于:可能造成员工与员工之间,员工与管理者之间的相互猜忌,也可能存在管理者凭个人主观臆断好恶分配员工报酬的"暗箱"行为。

两种发放模式各有利弊,单纯采用某一种模式都不能达到最佳激励效果,只有将二者辩证结合起来,才能扬长避短。从1995年开始,重庆市第九人民医院审时度势,决定将"公开"与"模糊"辩证地结合起来进行薪酬发放,根据工作性质、文化传统、管理风格、人员素质等实际情况,制定出了符合自身院情的分配制度——"奖金模糊弹性发放"制,这也是在全国公立医院中首次推出的新的绩效分配方式。其核心内涵是:所谓"模糊",是指平级人员间奖金额度不透明,这利于打破求

"均"的观念；所谓"弹性"，是根据管理层级逐级和权责对等，以业绩贡献大小发放奖金。其实质是避免在差距设置绝对公平科学与平均分配两个极端之间进行选择。科学公平是逐步达成的，尤其是在当时"不患寡、患不均"的氛围下，难以做到差距设计的绝对公平科学。因此，"奖金模糊弹性发放"制的思路其实是赋予分配机制一定的"灰度"，先打破人们习惯的"大锅饭"，再逐步提高级差的科学性。

2. 二八原则

二八原则又称帕累托法则(The Pareto Principle)，也叫巴莱特定律、朱伦法则(Juran's Principle)、关键少数法则(Vital FeRule)、不重要多数法则(Trivial Many Rule)、最省力的法则、不平衡原则等，是19世纪末20世纪初意大利经济学家帕累托发明的。他认为，在任何一组东西中，最重要的只占其中一小部分，约20%，其余80%尽管是多数，却是次要的，因此又称二八定律。

二八原则反映了一种不平衡性，这种不平衡性在社会、经济及生活中无处不在：如世界上20%的人占有80%的财富；80%的成绩，归功于20%的努力；市场上80%的产品可能是20%的企业生产的；20%的顾客可能给商家带来80%的利润。按照这一法则，对医院来说，就是20%的骨干员工创造了80%的效益，激发临床医护人员和骨干员工的积极性就是医院分配改革必须坚持的原则，也与多劳多得、奖勤罚懒等激励目标一致。因此重庆市第九人民医院的分配制度改革也借鉴了"二八原则"，采取了奖金向临床一线倾斜，向20%的技术专家、优秀管理人员倾斜的方式。

（三）实施办法

1. 学习和宣传引导

任何一项改革都必须观念先行，认识到位。正确的价值导向是改革顺利实施的前提。因此重庆市第九人民医院通过大会、小会各种形式不断地组织学习，大力进行宣传引导，让各级干部和员工充分认识到，让个人能力、个人价值得到充分体现才是最大的公平、合理；科学的分配机制才能真正调动个人积极性，让员工充分发挥主人翁作用。国内外许多成功的企业都采用奖金模糊发放方式，奖金弹性幅度变化不定，为什么员工能够接受呢？企业能够发展，关键在于选好各级干部，有一套工作量化绩效考核、监控实施的机制。

2. 抓好机制逐步完善

在具体操作中，重庆市第九人民医院结合实际，采取奖金分配原则和分配程序向全院公开，由职工代表大会审议通过，规范化操作，纪委全程监督，上级知晓下级的奖金额度,同级之间互不知情的奖金模糊弹性发放方式。

模糊弹性激励绩效制度实施初期,个人奖金上下浮动20%,半年以后达到40%,奖金分配在相对平衡的基础上,根据工作性质、工作量、不同时期各科室的管理者和员工工作状况而定。随后,医院在原则性文件的基础上,赋予了科室主任更大的责任和权力,并提供院内优秀科室的发放案例供全院各科室参考。各科室根据按劳分配、多劳多得的原则,个人奖金差距不再限制在40%以内,而是一个系统内部可达到3—5倍的级差。科室可以提取5%的科室主任基金,作为科室的特殊奖励。而科室主任的奖金则由医院发放,避免科室主任在科室奖金的分配中有个人利益和过多的主观倾向。

(四)主要成效

1.员工思想观念转变

重庆市第九人民医院改革的重要结果之一就是医院员工的思想观念得到了极大的转变,员工的积极性得到了进一步的发挥,员工的智慧和潜能得到了进一步的开发和利用。员工从以前习惯于平均分配吃"大锅饭"状况走出来,转而适应每个人都追求进步,多劳多得的分配机制;从"要我干"转变为"我要干";从干多干少一个样,管理、业务水平高低一个样,转变为按岗定酬,按业绩和贡献大小定酬。医院凝聚力得到提升,无论是引进的人才,还是本院原有的人才都得到了自我实现。员工还逐步建立起收入属于个人隐私,不应相互打听的观念,这既使得高收入者感到光荣,其隐私得到保护,也使低收入者的尊严得到保护,并对其努力争取成为业务骨干起到了促进作用,培育出了情系民生、追求卓越的医院文化。

2.医院综合实力不断提高

在一系列改革举措的推动下,在绩效分配制度的激励下,重庆市第九人民医院焕发出前所未有的生机和活力,医教研各项工作任务都能超目标完成。从1997年到2005年,医院实现了三大发展:一是从区管医院发展成为重庆北部区域医疗中心;二是从一、二级医院发展成为三级甲等医院;三是医院的多项改革发展举措为全国医改做出了重大贡献。在此期间,医院的总资产增加了近6倍,业务用房增加了3.5倍,医疗业务收入增加了近4倍,门诊人次数增长了30%,住院人次数增加了85%,"120"出诊增加了5倍。

3.医院品牌形象不断提升

人的积极性调动起来后,重庆市第九人民医院的发展内生动力也被激发出来,医院服务的精神面貌和实质内容的改变,得到了民众的认可,到医院就诊的人越来越多,患者对医院的信任度大幅提升。2000年,重庆市卫生局在重庆市第九人民医院召开人事体制改革现场会。2002年,卫生部人事司领导专程到重庆市第九人民医院调研,对"模糊奖金弹性发放"奖金分配方式的改革探索给予了肯定。2009年,重庆市第九人民医院荣获全国五一劳动奖章。

(五)几点思考

1.改革要抓好关键

有学者研究,影响医务人员对单位忠诚度的因素,排第一的是薪酬,其余才是事业平台、工作负荷量及文化价值认同等。分配制度改革涉及员工的切身利益,是一个复杂、敏感并具有争议的改革课题。不同的时间、不同的地方、不同的单位有不同的分配制度,建立科学合理的分配制度,需要在实践中不断探索。要有不断改革创新的胆识和头脑,才能引领改革,逐步转变干部群众的观念。在重庆市第九人民医院的改革实践中,奖金模糊弹性发放方式经历了一个逐步被绝大多数员工接受的过程。因此做好宣传引导、选好干部、定好标准、建立监控机制是其关键所在。

2.改革需要不断完善

奖金模糊弹性发放制度需要不断地补充和完善。重庆市第九人民医院在实行奖金模糊弹性发放过程中,还采取了岗位工资、特殊奖金(人才奖励、项目奖励、规范化科室建设奖励等)等分配方式,完善和补充奖金分配方式,以体现多劳多得、优劳优酬的激励原则。

分配制度改革是顺应时代发展需要而进行的,因此,不同时间、不同地区、不同单位要因地制宜、因势利导,坚持实事求是的精神,从实际出发,探索适合的模式和方法。

二、以质量安全与成本消耗关联为基础——BSC的引进应用及背景探讨

(一)医疗质量、安全与成本关系的现状

1.医疗质量、安全有不断深化标准

医疗卫生服务的质量与安全是医院管理中永恒的主题,医疗卫生服务的服务方式、服务对象的高风险、高技术特点使行业主管部门、各医院的各级领导和医护人员始终关注着医疗卫生服务的质量与安全。

国家一直非常重视医疗质量安全，不断提升对医院的管理要求。据不完全统计，国家关于医疗质量安全管理的文件（条例、规定、通知等）自1996年至今已有270多个。2011年卫生部办公厅发布的《三级综合医院评审标准实施细则（2011年版）》中共有7章73节378条标准与监测指标，是在总结我国第一周期医院评审和医院管理年活动等工作经验的基础上，借鉴美国JCI、日本等国家和地区医院评审评价经验，以深化医改、强调医院公益性为目标，强调"以病人为中心"，围绕"质量、安全、服务、管理、绩效"，采用追踪评价、PDCA等管理理论而制定的，目的在于实现医疗质量和安全的持续改进，促使医院可持续发展，是新中国成立以来颁布的对医院管理、发展很有意义的一个评价系统。2011年卫生部办公厅发布的《三级综合医院医疗质量管理与控制指标（2011年版）》共有7类指标，是专门针对大中型公立医院医疗卫生服务的质量安全评价体系。

重庆市第九人民医院依据上述文件编制了医院管理资料汇编3种，包含各种制度、职责、应急管理、流程等共1004个文件，收录有关法律法规73个。

众多的文件资料反映了国家对医疗质量安全管理的不断加强，其最终目的是为医院医疗卫生服务的质量、安全提供保障。

2. 质量、安全提升要求与成本支撑关联度低

（1）计划经济时期的成本支撑。

在实行市场化前的三十多年里，政府通过计划经济方式对公立医院进行管理，医院实行统收统支的财务管理，医院所需各种经费则通过财政预算专列的"卫生事业费"和"卫生基建费"获得。公立医院医疗卫生服务及其质量、安全在医院层面与医院成本耗费不相关。医疗服务并非不收费，但其收费多少与医疗服务机构本身的运行成本、医务人员的收入和福利多少等无关。

（2）"市场化"时期的成本支撑。

"市场化"时期，政府不再对公立医院财政实行兜底包干，对公立医院的投入逐渐减少。公立医院所需运行经费（包括提高医疗服务质量、安全的成本）主要依靠医疗服务项目收入、药品差价收入（国家实行"药零差"政策后此项即不再有）、医院实际存在的"创利"机制以及市场资本运作来维系。

（3）不断深化的质量安全要求与成本支撑。

深化质量安全管理，如上所述的众多相关文件需要落实执行，但支撑其落实执行所需要的成本从哪里来，其具体措施如何，却鲜有文件、政策予以说明。

例如，按医院评审的三甲C级标准，医院床护比应为1:0.4，以保障护理质量及相应的安全。某院某科有病床49张，护士14人，实际床护比为1:0.29。如要

达到 C 级要求,应配置护理人员 19.6 人(20 人),则需要增加护理人员 6 人。该科某年半年的护理服务项目(各级护理、注射、治疗、床位等)收入共计 55.9 万元,项目直接支出 32.8 万元,护理人员成本 49.8 万元,收减支亏损 26.7 万元。如果增加护理人员 6 名,在不计绩效工资的情况下,按人均每月工资 2309 元算,半年共计增加工资 83124 元。则亏损增加至约 35 万元。同时原 14 名护士的奖金收入因改为 20 人分摊,故人均所得也要相应减少。

3. 公立医院改革举措与成本支撑

公立医院为公益性医院,这一点是明确的。但其公益性的内涵、范畴、标准及成本来源没有明确界定。2015 年颁布的《国务院办公厅关于城市公立医院综合改革试点的指导意见》中所明确的"六项买单"未能到位。通过降低药价、限制药价和取消药价差来抑制药价虚高的目标尚未实现。因为要考虑多种因素,调整后医疗服务价格远低于真实成本。以特级护理为例,医院收费标准规定特级护理的护理费为 30 元/24 小时(重庆实施"药零差"之前),由专人护理患者。若按实际护理人员成本计,则 24 小时护理成本需数百元,30 元的收费标准与之相去甚远。甚至不如住院患者自己聘请的陪护人员 150 元/天的价格。要成为一个主治医师需要 5 年的大学培养,5 年以上的临床实践,主治医师在门诊接诊一位患者收费 5 元的价格(重庆实施"药零差"之前)与一碗重庆小面 6 元接近。

4. 医院财务管理和会计核算不断完善

(1)开展卫生经济、医院经济研究与实践。

长期以来,我国卫生为公益性社会福利型模式,医院在财务管理上局限于行政事业单位式的简单收付型管理,基本上不考虑成本。从 20 世纪 80 年代起,卫生医疗系统随着向市场化转变,逐渐开始借鉴国外卫生经济管理、医院经济管理(包括医院成本管理)的相关理论和实践经验,并开始注重管理研究,如:召开"卫生经济学和医院经济管理"学术讨论会、创刊《卫生经济研究》杂志、成立中国卫生经济学会等,都受到国外卫生经济管理、医院经济管理理论的影响。公立医院除了参与卫生经济管理的理论研究和讨论外,还逐步将这些理论与医院实践相结合,先后尝试了采用经济承包、定额管理、目标管理责任制、奖金提成等经济手段对医院进行经济管理。

(2)《医院财务制度》和《医院会计制度》发布实施。

依据 1996 年颁布的《事业单位财务规则》和 1997 年颁布的《事业单位会计准则(试行)》,参照企业财务会计管理,结合我国医院当时的经济运行与财务管理特点而制定的《医院财务制度》(财社字〔1998〕148 号)和《医院会计制度》(财会字

〔1998〕58号）于1999年正式执行，这两个"制度"规定了医院实行成本核算、医药分别核算、建立修购基金制度等一系列管理办法，为医院经济改革、财务管理逐步科学化、规范化提供了基础。

（3）适应医改，修订实施新的《医院财务制度》和《医院会计制度》。

2009年，《中共中央、国务院关于深化医药卫生体制改革的意见》（以下简称"新医改"）发布。公立医院改革是深化医药卫生体制改革的重点工作之一，"新医改"及其实施方案对改革公立医院管理体制、运行机制和监管机制，推进补偿机制改革做出了具体的指示。同时，基本医疗保障制度的全面覆盖，医疗保障筹资水平和保障能力的持续提高，一级医保支付方式改革的推进，对医院经济运行的影响程度越来越深。为此，公立医院需要进一步严格预算管理，规范收支管理；加强成本核算与控制，科学测算医疗服务成本；强化绩效考评，系统评价医院经济运行及医疗服务效率；实现医院财务信息的完整性、真实性和及时性。

1999年发布的医院财务会计制度在预算、收支、固定资产、科教项目资金、捐赠资金等管理、财务报告与分析等方面已经显示出与外部政策环境和医院发展改革实际的不适应之处。为落实医改要求，体现公立医院公益性特点，2010年，经过修订的《医院财务制度》和《医院会计制度》颁布，并于2011年正式实施。新制度更加适应医院现行预算管理体系；分类更加合理，全面真实地反映了医院收支及资产情况；加强了成本核算和绩效考核，有利于提高医院运行效率；完善了财务报表体系和财务分析指标体系；提高了医院财务管理的科学性和透明度等。《医院会计制度》还调整了会计制度的适用范围，增加了与公共财政改革相关的会计核算内容，固定资产折旧计提等增加的内容能更真实地反映医院资产价值。此外，《医院会计制度》还将基建项目核算并入医院核算体系，对收入支出类会计科目的设置进行了调整，完善了成本核算体系，增加了有关成本报表等。

（4）医疗服务价格项目监测，构建医院成本核算基础。

2014年，为促进公立医院内部经济管理，加强公立医院价格行为监管，推进医疗服务价格改革，在全国部分医院开展了医疗服务价格和成本监测工作。通过统一医院科室编码，依据《全国医疗服务价格项目规范（2012年版）》，对各省医疗服务价格项目的开展和实施情况，相应医疗机构工作量情况和住院患者医药费用结构，医疗机构科室及典型医疗服务价格项目、病种的成本，大型医用设备和一次性医用耗材使用情况进行直报，通过大样本数据探索医疗服务价格项目规范实施和相应的成本耗费。

5. 财务会计管理的进步与医院医疗质量、安全的关联度低

（1）在强调医院资金、资产管控规范的同时，财务会计管理制度与保障医院公益性运行的成本支撑的关联度低。

财务会计管理制度强调了预算管理、规范收支管理等，为全面真实地反映医院收支情况奠定了基础。但对公立医院的成本支撑可否保障公益性运行未能做进一步解释。已有研究表明："六项买单"应占医院总收入的约24%，而实际上全国平均水平不到10%；医疗卫生服务项目60%—70%亏损，不能真实反映医疗卫生服务成本与价值。据我们的研究，药品差价收入不能弥补医疗服务项目的亏损。医院运行成本可支撑度直接影响到医疗卫生服务质量安全，医院要么通过资本运作（如延迟应付款时间）来维持运行，要么通过"创收"（如"过诊过治"）来增加收入维持运行，否则就有可能在一定程度上采取降低成本、增加医疗质量安全风险的控制举措（如床护比不符合要求、病床使用率超标等）。

（2）医院及医疗服务项目的成本核算目前尚无全国统一标准。

国内已有多家单位有不尽相同的对公立医院运行和医疗服务项目进行成本核算的标准，其中尤以北京地区医院较多。《全国医疗服务项目价格规范（2012年版）》发布后，各省区市按此对本地区的医疗服务项目进行规范对接。但由于医疗服务项目众多[《全国医疗服务项目价格规范（2012年版）》中列出的就有9360个]，成本因素复杂，核算口径、路径、方法因各地物价、人力成本等不同而有差异。目前得到的共识为反映医护人员的劳动价值的诊疗费、护理费、手术费等价格太低。因此，需要有全国统一的成本核算口径、路径和方法的规范，才能较为科学真实地反映医疗卫生服务的成本，进而为建立科学的医疗服务价值体系，制定合乎国情的、合理的相应价格，建立相应的公立医院公益性补偿机制，保障医疗质量安全奠定基础。

（二）质量安全与成本直接关联的必要性

1. 质量安全要求高，要有成本底线要求

如前所述，行业管理部门在不断提高质量安全要求，质量安全的提高需要有人力资源的支撑，需要对人力资源进行知识、技术的培养、造就，这就需要投入相应的培养成本。高知识、高技术、高素质的人才更需要高成本的培养。

同样，医院要保证医疗质量安全，也需要配备相应的医疗装备，而医疗装备无论是政府投入资金购买或是自有资金购买都离不开"钱"。同时，要维护好医疗质量安全，还要有相应的机制、制度和相应的管理运行体系支撑，这也需要成本。

显然，质量安全没有最好，只有更好。但要求越高，成本也越高。在有限的资

金状况下,质量安全的要求需要有成本底线支撑。

2. 成本使用要节俭,但必须也要有保障质量安全的底线要求

用一个简单的例子来说明这样的关系。120急救电话值班要求24小时必须有人守候,电话铃响必须有人接听。如果120求救电话铃响,而值班人员在上卫生间,而卫生间又不在值班室内,而是在另外一个离值班室有点距离的地方,值班人员就不能及时接听急救电话而影响急救质量安全。因此,120值班室内必须有卫生间,卫生间内还必须有同线电话,这个就是保障质量安全必须设置的支出,这项支出不能节俭,只有这样才能保证不会错过接听急救呼叫。

目前,医院需要从经营中获得资金来弥补政府投入不足的成本费用以及医疗服务项目的亏损。在以科室为核算单元的情况下,科室负责人必然会尽可能地节俭成本,压缩开支,以保障科室的经营效益。如前面提到的床护比的案例,也就是一种在保障质量安全的底线上的成本节俭。

中国公立医院尤其是三甲医院的医护人员工作量普遍超标,大城市的一些大医院每天都像在打仗,始终处于"战时状态",患者人满为患。2015年,中国医师协会依据其在全国13个省、自治区、直辖市发放的《医师执业状况调查问卷》得到的数据,发布了《中国医师执业状况白皮书》。白皮书显示,2014年有85.41%的医师平均每周工作时间在40小时以上。工作超时不仅影响到医师的生活质量,更重要的是长时间工作的疲劳会给医疗质量安全带来不良的影响。而中国的医护人员还要面对社会的不理解和患者的责难。因此,节省人力资源成本,让医师承担超负荷工作量、医疗纠纷、伤医事件等的巨大压力,其后果是难以估量的。

3. 质量安全与成本之间的动态关联

据上述分析可见,医疗卫生服务质量安全必须与医疗机构成本管理相关联,还需要与物价、人力资源成本等变动因素相关联。公立医院在面临卫生行业医疗质量管理和财务管理"两张皮"的状态下,容易出现"阳奉阴违"情况,其最终结果还是可能对医疗质量安全可持续发展产生不良影响。

4. 医院成本核算办法

做好医院与科室运行成本、医疗服务项目相关真实成本核算是医疗质量安全管理的基础。

国家卫生健康委拟定的《公立医院成本核算规范》中规定了医院成本核算的口径、路径、方法和报表体系,但公立医院要真正掌握符合其医疗卫生服务科学客观规律的真实动态成本状态,进而分析质量安全与成本的相互关系,并实行有关成本控制,还需要假以时日。

(三)质量安全成本一体化管理考核方法

1.精细化管理

自1911年泰勒的管理学著作《科学管理原理》问世以来,精细化管理内涵不断被充实。按照精细化管理的精髓,结合医疗卫生服务行业的特点,对于医疗卫生服务质量安全与成本一体化管理,我们认为:第一个层次为规范化,以基础理论、基本技能的标准化为基础,构筑和完善医疗卫生服务活动与行为的规范化体系;第二个层次为精细化,在医疗卫生服务技术不断发展更新的同时,不断提高医疗卫生服务质量安全要结合相关可支撑成本而实施,既要考虑服务效率和成本的合理控制,也要保障医疗质量安全;第三个层次为个性化,即在上面所述的基础上,培育医务人员在对病患的诊治中,不仅要考虑患者的具体病情,还要考虑社会环境因素、经济因素等去实施对患者尽可能适宜的医疗卫生服务。

2.流程再造

流程再造是在20世纪90年代达到全盛的一种管理思想,它从根本上重新分析与设计企业活动程序,以求成本控制、品质提升、效率提高的重大改进。该理论发展到现在已有丰富的内容,也有很多实施步骤和操作方法。

在医院质量安全成本一体化管理中,随着各种真实成本的厘清,医院从探索成本与医疗卫生服务质量安全发生、发展相关性入手,对医疗服务活动的各项流程进行监测论证,找出可以改进的环节而再造新的流程,成为深化公立医院改革,达到从医院内部加强控制、提高效率、降低成本的目的。

3.平衡计分卡(Balanced Score Card,BSC)

BSC是依据企业的战略愿景及目标,以财务、客户、流程、学习与成长四个维度,按阶段目标要求进行相应资源配置,并建立相关指标评价系统,实施业绩评价的动态管理机制,从而实现战略目标的执行,并可持续改进企业发展的管理体系。包括战略目标指引下制订的关键性指标与财务收支、客户管理、流程改进和学习成长各维度的管理平衡支撑、互动关联、动态发展等。

在医院整体管理中,无论是合理控制"创收"环境,还是确立公益性服务,均可以战略设置为基础,通过调整指标值和权重而实现目标。同理,BSC也可在医疗质量安全与成本一体化管理中发挥作用,并实现可持续改进。

（四）研究质量安全与成本直接关联的意义及面临的问题

1．意义

深入研究、具体实践医疗质量安全与成本一体化关联管理，有利于掌握符合公立医院医疗卫生服务科学客观规律的真实动态成本，有利于国家推进医改深化的决策，有利于医疗服务项目价格的合理制定，有利于医保支付制度的创新改革，有利于医院管理者在精细化管理流程再造中控制成本、提高效率，有利于医院有序地提高医疗服务质量安全，有利于医院财务预算决算的实施，等等。

2．问题

中国的医改正在进行之中，短短数年，在基本医疗服务建设、基本医疗保障、公共卫生服务上已经取得巨大的成就。中国公立医院的深化医改经历了各种试点之后，也正在进入一种厚积薄发的状态。从这些改革试点中我们也可看到，医疗质量安全成本一体化关联度越来越高。现实中也有如下问题值得研讨。

（1）科学观与价值观。

公立医院公益性的回归已经为政府所决策肯定，但其公益性的内涵、范畴和相关成本支撑至今未能明确，政府对公立医院的"六项买单"也难于完全落实，部分经费要靠医院自己"创利"弥补。

一些人只强调医院的公益性，而忽略了医院运行需要运行成本支撑这一客观事实。事实上，如果不和成本支撑结合起来，医院的公益性也很难得以实现。

（2）真实性与"合理性"。

在医药卫生系统有一个奇怪现象：医疗卫生服务项目中，反映医务人员劳动价值的项目如诊疗费、护理费、手术费等的定价与成本严重背离，远不能反映出医务人员的高学历、高技术、高职业压力状况；当有反映要调整医疗卫生服务的价格时，就有意见提出要考虑民众和医保的支付能力。而相当部分药品、耗材价格虚高，有的甚至高得离谱，相关部门多次实行降价、限价、招标采购等，仍然未能如愿控制。如此便出现了这样的状况：一是虚高的药品、耗材费用占用了有限的医保费用；二是虚高的药品、耗材价格加重了百姓的医疗负担；三是医院、医务人员的"创利"积极性影响了其医疗行为；四是医院、医务人员的"创利"积极性又影响到医患相互间的信任关系，医患矛盾突出；五是不合理的药品、耗材价格容易引发负责招标、定价的管理人员的贪腐行为。

2015年，在某公立医院医疗卫生服务价格改革制定的研讨会上，医疗卫生界参会的人员提出，应将"以医疗卫生服务合理成本为基础"，"合理制定医疗卫生服务价格"改为"以符合医疗卫生服务科学客观规律的真实成本为基础","合理制定医疗卫生服务价格"。另一个部门的人员则称"没有真实成本,只有合理成本"而拒绝接受医疗卫生界参会人员的意见。结合医疗卫生服务价格体系中部分医疗服务项目价格偏低,部分药品耗材价格虚高的奇怪现象,科学观与价值观、真实性与"合理性"的博弈由此可窥一斑。

(3)先进性与可行性。

任何美妙的理想和计划需要合适的方法、强有力的资源保障、政策引导等多项因素均有可行性才能得以实现。

某地在其规划报告的草案中提出,要在五年规划中解决看病难、看病贵的问题。从报告立意可以看出政府对民生的关注和重视,这是先进的价值观的体现。然而,草案在征求意见时,医院管理专家却提出了质疑:看病难是优质医疗资源不够和分布不均衡造成的,不可能在短短五年的时间之内得以彻底解决,人力资源培养、薪酬机制建设等诸多问题短期内都难以解决。看病贵是因为患者自付费比例较高,在政府未增加更多的财政拨付迅速降低患者自付费比例的情况下,还需要以建立健全商业保险机制、控制不合理费用增长、增加对公立医院的投入和改革支付制度抑制"创利"等多项举措联合来解决,这既需要时日,也需要各种政策配套。故建议将报告中"解决看病难、看病贵的问题"的内容修改为"缓解看病难、看病贵的问题"。当地政府在听取了专家意见后,对其规划报告而进行了相应的修改。

某地医疗服务价格改革设计从整体上看是既具有先进性也具有可行性的,但在具体执行中有几项具体举措因缺乏可行性,实施7天即被终止,这也说明了先进性与可行性的关系。

从上述论述中我们可以看到,正视医疗卫生服务质量安全的真实成本支撑关联,建立合乎医疗卫生服务客观规律的价值体系,是公立医院深化改革的基础。

(五)重庆市第九人民医院以BSC为基础的薪酬绩效发放案例

1.临床科室医师

(1)20××年临床科室医师BSC财务维度考核指标。(见表2-1)

表2-1 20××年临床科室医师BSC财务维度考核指标

一级指标	二级指标	三级指标	指标诠释	分值
财务维度 (50分)	增长性指标 (75%)	总收入/元	个人创造的总收入	40%

一级指标	二级指标	三级指标	指标诠释	分值
财务维度（50分）	增长性指标（75%）	住院占用床日/天	住院、门诊病人数是业务收入的主要基础因素	35%
		收治病人例数/例		
	控制性指标（25%）	三保统筹控制	合理遵循三保政策	实行倒扣
		药品比重	控制药品及耗材在整个收入结构中的合理性	
		耗材比重		

住院占用床日考核：由科室制订每名住院医生每月需完成的数量，住院医生按完成度进行考核。科室主任按科室内人员完成数量的平均数乘以1.5考核。

收治病人例数考核：由科室制订每名门诊医生每月需完成的数量，门诊医生按完成率进行考核。

仅担负门诊任务的医生，按收治病人例数考核；仅在住院部的医生，按住院占用床日考核；既有门诊，又有住院部任务的医生，两种一起考核。

控制性指标：即按照医院政策来考核个人。

（2）20××年临床科室医师BSC流程质量维度考核指标。（见表2-2）

表2-2 20××年临床科室医师BSC流程质量维度考核指标

一级指标	二级指标	指标诠释	分值
流程维度（30分）	诊治环节和质量（30%）	入出院、诊治计划、查房、病程记录及医患沟通等	实行倒扣
	临床药物治疗评价（20%）	抗菌药物的合理应用、不良反应报告等	
	医疗文书书写质量（30%）	门诊住院病历、处方、检查规范、医疗文书完成及时性	
	基础工作（20%）	劳动纪律、政令通畅、工作态度、主动性等	

流程维度实行倒扣制：诊治环节和质量总分9分，扣完为止；临床药物治疗评价总分6分，扣完为止；医疗文书书写质量总分9分，基础性工作总分6分，扣完为止。

（3）20××年临床科室医师BSC患者维度考核指标。（见表2-3）

表2-3 20××年临床科室医师BSC患者维度考核指标

一级指标	二级指标	指标诠释	分值
客户维度（5分）	有效投诉	无投诉、曝光、上级批转投诉信件和医疗事故	有效投诉一次，扣一半奖金，在媒体曝光的，奖金扣完
	病人满意度	科室主任对病人进行调查	

(4)20××年临床科室医师BSC学习成长维度考核指标。(见表2-4)

表2-4 20××年临床科室医师BSC学习成长维度考核指标

一级指标	二级指标	指标诠释	分值
学习与成长维度 (15分)	继续教育学习	参加院内、院外各类继续教育	
	文章、论文	在各类期刊上发表文章	
	执行医院教学管理规定	查房、教学讲座、典型病例讨论、批改教学病历	
	新技术与科研	科研项目、新技术项目开展	

每年年底由科室统一考核,每月奖金留15%用作该维度奖励。

(5)医师各级别绩效系数。

主任医师:1.8;

副主任医师、科室主任:1.5;

主治医师:1.3;

住院医师:1。

2.临床科室护士

(1) 20××年临床科室护士BSC财务维度考核指标。(见表2-5)

表2-5 20××年临床科室护士BSC财务维度考核指标

一级指标	二级指标	指标诠释	分值
财务维度 (30分)	收入增长率	非药品、耗材收入增长率达到医院为科室制订的计划增长率	10分
	医疗收入增长率	治疗费、床位费、科室检查(检验)费比去年同期增长10%以上	10分
	医技收入增长率	医技收入比去年同期增长10%以上	10分

由科室确定每名护士的岗位内容,按完成度进行考核。组长按组内人员完成数量的平均数乘以1.5来考核。

(2)20××年临床科室护士BSC流程质量维度考核指标。(见表2-6)

表2-6 20××年临床科室护士BSC流程质量维度考核指标

一级指标	二级指标	指标诠释	分值
流程维度 (50分)	基础工作(20%)	劳动纪律、政令通畅、工作态度、主动性等	实行倒扣
	岗位完成质量 (60%)	严格执行《护士条例》	
		病人护理情况	
		消毒、隔离执行情况	
		工作缺陷(差错)	
	护理文书质量(20%)		

流程维度实行倒扣制:基础工作总分10分,岗位完成质量总分30分,护理文书书写质量总分10分,扣完为止;考核细则由护理部制订。

(3)20××年临床科室护士BSC患者维度考核指标。(见表2-7)

表2-7 20××年临床科室护士BSC患者维度考核指标

一级指标	二级指标	指标诠释	分值
客户维度 (5分)	有效投诉	无投诉、曝光、上级批转投诉信件和医疗事故	有效投诉一次,扣一半奖金,在媒体曝光的,奖金扣完
	病人满意度	护士长对病人进行调查	

(4)20××年临床科室护士BSC学习与成长维度指标。(见表2-8)

表2-8 20××年临床科室护士BSC学习与成长维度指标

一级指标	二级指标	指标诠释	分值
学习与成长 维度(15分)	继续教育学习	参加院内、院外各类继续教育	
	文章、论文	在各类期刊上发表文章	
	执行医院教学管理规定	查房、教学讲座、典型病例讨论、批改教学病历	
	科研工作	有科研项目、有科研原始资料	

每年年底由科室统一考核,每月奖金留15%用作该维度奖励。

(5)护理各级别绩效系数。

副高职称及以上(副主任护师、主任护师)的护士长系数为2。

中级职称(主管护师)的护士长系数为1.8。

正高职称(主任护师)的护士系数为1.5,若上中夜班系数为2。

副高职称(副主任护师)的护士系数为1.4,若上中夜班系数为1.8。

中级职称(主管护师)的护士系数为1.3,若上中夜班系数为1.5。

初级职称(护师)的护士系数为0.95,若上中夜班系数为1.3。

辅助护士系数为0.9,若上中夜班系数为1.3。

3.发放举例(举例按医生、护士无差距计算)

根据科室具体情况,医院允许医生和护士的平均奖金最多存在20%的差距。

某科室人员构成为医生4人,护士8人。

医生当中:主任医师1人,副主任医师1人,主治医师2人。

护士当中:主管护师2人(含护士长1人),护师2人(上中夜班2人),护士4人(上中夜班4人)。

某科室某月待分配奖金为20000元,首先留15%即3000元作为学习与成长维度奖励交财务科挂账,年底统一提取对科室人员进行奖励。余下17000元按医生和护士划分为两个部分:

医生——[17000元÷(4+8)×4]=5667元。

护士——[17000元÷(4+8)×8]=11333元。

(1)医生个人奖金分配得分计算。

用平衡计分卡计算个人当月得分。医生甲得分计算如下。

财务维度:完成科室制订的工作量指标和收入指标,得37.5分(50分×75%);三保统筹控制超标扣2分,药品比例超标扣3分,控制性指标得7.5分(50分×25%-2分-3分);财务维度总共得分45分。

流程维度:未扣分,得30分。

客户维度:未出现投诉,得5分。

学习与成长维度年底统一考核。

医生甲共计得分80分,因为医生甲是主任医师,其绩效系数为1.8,所以他的最终得分为144分(80分×1.8)。

乙、丙、丁医生的考核方式与甲相同。(见表2-9)

表2-9 某科室医生当月得分情况表

医生	财务维度得分	流程维度得分	客户维度得分	合计	职称	职称系数	最终得分
甲	45	30	5	80	主任医师	1.8	144
乙	48	28	5	81	副主任医师	1.5	121.5
丙	46	28	5	79	主治医师	1.3	102.7
丁	43	27	5	75	主治医师	1.3	97.5
合计	182	113	20	315			465.7

根据得分计算个人奖金。

计算奖金的单位分值：5667元÷465.7=12.17元。即每一分值奖金12.17元。则医生甲该月奖金为12.17元×144=1752元(工资按整元四舍五入发放)。因四舍五入的原因,实发总数5668元与应发总数5667元相差1元,可用科室基金冲抵。当月甲、乙、丙、丁4位医生的奖金情况见表2-10。

表2-10 某科室当月医生奖金情况表

医生	最终得分	单位分值/元	当月奖金/元
甲	144	12.17	1752
乙	121.5	12.17	1479
丙	102.7	12.17	1250
丁	97.5	12.17	1187
合计	465.7	12.17	5668

(2)护士个人奖金分配。

用平衡计分卡计算个人当月得分。护士A得分计算如下。

财务维度:完成科室制订的工作量指标和收入指标,得30分。

流程维度:岗位完成质量每出现一处常规错误扣0.5分,当月A出现4处常规错误,扣2分;护理文书质量未扣分;流程维度得分48分。

客户维度:未出现投诉,得5分。

学习与成长维度年底统一考核。

护士A共计得分83分,因为护士A是主管护师且又是护士长,绩效系数1.8,所以最终得分149.4分(83分×1.8)。

其余护士的考核方式与A相同。(见表2-11)

表2-11 某科室护士当月得分情况表

护士	财务维度得分	流程维度得分	客户维度得分	得分合计	职称	职称系数	最终得分
A	30	48	5	83	主管护师(护士长)	1.8	149.4
B	29	45	5	79	主管护师	1.3	102.7
C	28	43	5	76	护师(上中夜班)	1.3	98.8
D	26	42	5	73	护师(上中夜班)	1.3	94.9
E	30	44	5	79	护士(上中夜班)	1.3	102.7
F	30	43	5	78	护士(上中夜班)	1.3	101.4
G	27	43	5	75	护士(上中夜班)	1.3	97.5
H	27	45	5	77	护士(上中夜班)	1.3	100.1
合计	227	353	40	620			847.5

根据得分计算个人奖金。

计算奖金的单位分值：11333元÷847.50＝13.37元。即每一分值奖金13.37元。则护士A当月奖金为13.37元×149.40＝1997元(工资按整元四舍五入发放)。因为四舍五入的原因,实发总数11331元比应发总数11333元少2元,可计入科室基金。

当月8位护士的奖金情况见表2-12。

表2-12 某科室当月护士奖金情况表

护士	最终得分	单位分值/元	当月奖金/元
A	149.4	13.37	1997
B	102.7	13.37	1373
C	98.8	13.37	1321
D	94.9	13.37	1269
E	102.7	13.37	1373
F	101.4	13.37	1356
G	97.5	13.37	1304
H	100.1	13.37	1338
合计	847.5	13.37	11331

注:本案例用较早前的数据,故实际额度与出书时限相比较低,主要是说明实际分配方法。

三、合理定价是否建立在真实成本基础之上——摸清成本家底的项目成本核算

(一)重庆市第九人民医院的经济运行成本核算

1.医院的10项刚性支出绝大部分需要经营创收所得来支付

根据医院经营管理需要,重庆市成本管理研究中心提出医院运行10项刚性支出需求的概念,其中5项为绝对刚性需求,分别是在岗人员的基本工资、在岗人员的"五险一金"费用成本、公共卫生公益性支出、贷款利息支出、基本营运成本费用(2018年3月前,重庆多数区县医院退休人员工资以医院自收自支为主解决,目前已纳入社保),另5项为相对刚性需求,分别是基本设施与基本设备的维修维护费、学科发展费、重大建设费、员工福利费、员工绩效工资。前五项是必须开支的项目,后五项是视情况开支的项目。公立医院的经济运行成本的10项刚性支出,以重庆市第九人民医院1997年至2011年期间为例,由于政府投入补偿金额仅占医院经济运行总金额的4.93%,医院经济运行成本的95.07%需要通过医院的经营所得而维持运转。

2.公立医院公益性支出相当部分也需要经营收入支撑

按照新医改的标准,政府财政应对离退休人员、公益性任务、学科建设发展、青年医师培养等人力资源建设、重大基本建设项目和政策性亏损进行投入补偿。不计算政策性亏损,从1997年至2011年,重庆市第九人民医院上述5项支出共计6.79亿元,同期政府投入共计1.13亿元,相差5.66亿元。目前重庆市第九人民医院负债有2.12亿元。

3.尽可能利用现有条件,改变、改善医院运行机制

鉴于上述情况,重庆市第九人民医院采取了一系列低成本支撑下中等医院差异化高速发展的战略举措,加强成本控制,精打细算,把有限的资金用在"刀刃"上,尽可能地发挥其最大效用。

与重庆主城区其他市级医院、部分区级医院的政府投入相比较,重庆市第九人民医院过去14年的高速发展取得的国有资产保值增值的效益,从其成为重庆北部地区规模最大、学科设置最齐全的区域医疗中心,技术人员的学历、科研、教学在重庆市级医院中名列前茅,医院的工作量、业务收入在重庆主城九区区管医院名列前茅等成效中得到了最好的说明。

分析前述10项刚性支出可知,在政府财政投入不足的情况下,医院需要从经营中获得资金以支撑医院经济运行,获得的资金首先要满足5项绝对刚性支出,其

次要考虑相对刚性支出。而要能够获得较好的经济运行效果,就必须要有合适的绩效管理激励机制来激励医务人员的工作热情,保障医疗技术人员队伍的稳定与不断提升,构成医院可持续发展的核心动力。

这样的绩效制度改革包括了精神、物质与发展诸多因素。重庆市第九人民医院的高速发展和人均住院费水平远远低于重庆市主城区三甲医院平均水平的结果充分说明医院过去所采用的系列绩效机制,是既能创效益,又兼顾了医院的公益性责任和民众承受能力的,具有科学性、合理性。

重庆市第九人民医院除以创收资金支撑医院经济运行外,还合理地贷款融资,这是其解决支撑自身重大装备和重大建设成本的举措之一。

从1997年至2011年,医院用于重大建设的投入共计有5.16亿元,加上因贷款形成的利息0.40亿元,共计有5.20亿元。由于政府投入不足、医疗服务项目亏损,仅靠医院经营收益不可能完全支撑医院的重大建设发展,到2011年为止,重庆九院已贷款2.12亿元,占重大建设投入的40.76%。

需要说明的是,重庆市第九人民医院的重大建设是非常必要的。重庆市卫生局(今重庆市卫生健康委员会)规财处的统计数据表明,在2011年,重庆市第九人民医院的床位使用率已经达到130.2%,在重庆市所有地方三甲医院中是最多的,在重庆市所有的地方医院中排名第二(排名第一的是江北区中医院149.04%),在重庆市所有地方综合性医院中排名第一。

(二)政府财政投入补偿机制

1. 政府财政投入补偿在卫生总费用中占比较低

新中国成立后很长一段时间里,政府每年对医疗卫生体系的投入约占GDP的3%。自1986年至2003年,随着医院逐步向市场化转型,政府投入逐渐减少。2003年以来,政府投入有所增加,新医改开始后,增加相对较多,但是所占卫生总费用的比例仍然是较低的。《2010中国卫生统计年鉴》数据显示,1990年至2009年的19年里,政府卫生支出占GDP比值多数未超过1%,其中,2009年最高,为1.4%。[①]

2. 政府财政投入补偿对公立医院投入不足

从《2010中国卫生统计年鉴》公布的数据来看,2002年至2009年全国综合医院平均每所医院总收入中,财政补助收入的占比未超过7.5%。原卫生部副部长黄洁夫在全国政协会上也曾坦陈:"我们的公立医院不是真正的公立医院,本该政

①中华人民共和国卫生部.2010中国卫生统计年鉴[M].北京:中国协和医科大学出版社,2010:84.

府负全部责任,现在90%靠自己挣钱。"

政府对公立医院的拨付如此少,医疗服务机构在经济上从全部依靠政府拨款实现公益性目标,转向基本上依靠医院的医疗卫生服务收益来维持生存、运转。

3.政府财政投入补偿有明显差异性

从资料数据研究中可以知道,政府对公立医院的投入有地域差异:无论按何种方式评价,政府对东部地区公立医院的投入拨付均远高于中、西部地区。

而同一地区不同省市也存在差异。在东部城市中,从投入的绝对值、卫生机构人均拨付和当地人口人均拨付看,北京高于上海、天津。从卫生机构平均拨付看,上海高于北京。天津无论以何种方式比较,都是最低的。在西部地区城市中,重庆1997年成为直辖市以来,政府对其卫生的财政投入绝对值,只比西藏高一点。从卫生机构人均拨付看也是最少的。从当地人均财政拨付看,也只比贵州高一点。

进一步的分析表明,在同一省市,同级别不同辖区属性的医疗机构间也有较大的差异性,这种差异性与医院的工作量、医院所在地医疗机构多少和每千人口床位数没有关系。

从重庆市各区县人口数、GDP(人均GDP)和政府对卫生的投入、政府对当地医疗机构的投入来看,政府的投入与当地人口数的多少、当地的GDP似乎没有明显的关联。以重庆市双桥区为例,2007年至2010年,该区GDP排名靠后,而该区财政对卫生的人均投入却在重庆各区县排名数一数二。双桥区人民医院的政府投入在2010年、2011年占该院总收入比分别为81.77%、72.42%,为重庆之冠。又如,2010年重庆市渝中区每千人口病床数为14.16张,而北碚区每千人口病床数仅为4.66张,而地处重庆北碚区的重庆市第九人民医院,在2011年的床位使用率已为全市地方综合医院之冠。

政府财政对医院的投入不同,医院获得资金经营的难易程度、医院发展的效果也必然不同。但是,在完成医院管理、达到医院质量标准要求、履行公立医院公益性责任义务、执行公立医院改革等方面却是相同的。因此,财政投入的差异对于公立医院的员工存在较大影响。

4.加强政府财政投入补偿的责任与机制建设

虽然国家相关文件明确了卫生事业的投入及投入增长幅度,但在具体执行中却不尽如人意。从整个卫生系统或卫生事业费的角度来看,中央和地方政府对卫生事业的投入及投入增长幅度均未达到政府下发文件中规定的要求。

投入不足、差异性明显和未达到文件要求等情况说明,政府财政对卫生的投入补偿,缺乏相应机制或制度的保障。因此,即使国家有文件规定要求,其履行情况并不理想,且也没有关于未履行部分的解释或者说明。

综上所述,政府投入补偿的不足、地区差异、对政策规定落实不到位,以及投入补偿没有规范、标准的情况不应该继续下去了,尤其是在医改进入深水区的今天,我们有理由认为:解决政府投入补偿的问题,建立科学、规范、可持续的运行机制,应为新医改最为基本、最为关键,也是最为紧迫的任务。

总而言之,新中国成立70多年来,我国居民健康水平持续改善,人均预期寿命从35岁提高到77岁,主要健康指标优于中高收入国家的平均水平。中国政府用比较少的投入解决了全世界六分之一人口的看病就医问题,中国的医疗卫生事业走出了一条具有中国特色的道路。

具体来看,第一,医疗卫生网络不断健全,服务的可及性显著提高。2018年,民营医院床位占全国总床位超过26%。全国医疗卫生机构的总数超过99万个,床位达840万张。卫生健康系统人员总数达1231万人,每千人口医生数达2.59人,每千人口的护士数达2.94人,超过中等收入国家的平均水平。第二,卫生投入不断提高,群众看病就医的负担逐渐减轻。2018年,我国卫生总费用占GDP比重达到6.6%。城乡居民基本医保财政补助和人均基本公共卫生服务经费补助标准不断提高,基本医疗保障体系本着低水平、广覆盖、可持续的原则,覆盖人口达到13亿多,参保率稳定在95%。正如国家卫生健康委主任马晓伟所说:"我们用比较短的时间,建立了世界上最大的基本医疗保障网。个人卫生支出占卫生总费用的比重下降到28.6%,进入了一个本世纪最低的水平。"

虽然我国医疗卫生事业取得了巨大的成就,深化医疗卫生改革,仍需进一步加大对卫生的政府财政投入,进一步加强政府财政投入补偿的责任与机制建设,进一步落实对公立医院的投入。正如原卫计委副主任陈啸宏所指出的,应明确财政补助收入占公立医院总收入比重达到多少,才能保障公益性。各级政府应落实对现有公立医院的投入责任,进行优化配置和调整,建立科学、规范、可持续的运行机制,切实保障公立医院的定位和发展。

(三)医疗卫生服务项目收费补偿机制

1. 医疗卫生服务项目收费补偿盈不补亏

有资料显示,北京地区耗资3000万元、历时三年所进行的医疗服务项目成本核算结果显示,北京地区医疗服务项目中,53%的项目亏损,47%的项目有结余,盈不补亏。

2011年重庆市第九人民医院进行的医疗服务项目成本额核算结果显示：638个手术项目中有573项亏损，65项有结余；90个护理项目中有83项亏损，7项有结余；医技科室核算303个项目中有97项亏损，206项有结余，能够为医院"创收"；内科系列核算的145个项目中，有102项亏损，43项有结余。总的结果是：73%的项目亏损（以技术服务为主），27%的项目"盈利"（以医技检查为主）。以该数据为基础，经统计学处理，推导出2017年的医疗服务项目成本额为亏损70%，盈利30%；2019年亏损71.5%，盈利为28.5%。

价格与成本付出严重背离的典型医疗服务项目包括（2017年全面实行"药零差"之前）：

（1）医师门诊诊查费。

大学毕业后到医院工作的医生，按照规定需要规范化培训一年后方可成为住院医师；五年以后可以升为主治医师，这个时候其在门诊接诊一位患者只有3元钱的价值；再经过五年的临床磨炼，可以升为副主任医师，这个时候其在门诊接诊一位患者只有5元钱的价值。

（2）住院诊查费。

医师在病房里的住院诊查费是以24小时为计算单位，每天收费6元钱。医师所付出的劳动却是每天至少两次诊视患者、分析病情、书写病历，如患者有病情变化，则有可能多次诊视患者，甚至还需要守在患者病床边观察处理。

（3）护理费。

在强调缩短住院日的情况下，以医院护理级别中使用得最多的，也是临床最为常见的Ⅱ级护理为例，以24小时计，每天收费5元钱。护理人员需要在24小时中，每隔3小时巡视患者一次，同时要观察检测患者的生命体征、病情变化、护理治疗进程、用药反应等，还要进行相应的病员生活健康指导，做好护理记录等多项工作。

由此可见，医护人员的高学历、高技术、高职业压力与风险付出没有获得与之相当的价值。

2.医疗服务项目成本核算亏损的原因

通过对医疗服务项目定价的历史变化以及上述项目的核算，结合相关文献资料，可以看到我国医疗服务项目长期处于"虚有价格，虚无成本"状态。为什么会产生这样的状态呢？

(1)历史原因形成的不计成本定价方式。

计划经济时期,医疗服务项目定价是完全不考虑成本因素的,其目的是让多数人能够看得起病,即使没有医保的人实际上也能享受到由政府补贴医院运行成本的公益性医疗服务。

医院也不考虑亏损问题,医院运行所需费用完全由政府财政解决。医院的医务人员也在不考虑经济因素的情况下,对患者采用当时所能应用的医疗科学技术进行治疗。医患间也没有经济利益上的博弈冲突和矛盾碰撞。

(2)医疗服务项目价格的调整由于诸多原因,多数没有达到能够反映真实成本的状况。

这里的"调整"有两个含义和内容:一个是计划经济时期,除了定价不考虑真实成本外,还进一步降低医疗服务项目价格,我国先后在1958年、1960年和1972年三次大幅度降低收费标准,使医疗服务项目价格远远低于实际成本;另一个是在进入市场化时期,随着政府对公立医院财政投入的相对减少,不再为医院亏损买单,政府对不计成本的医疗服务价格进行了多次的调整。

①"恢复"性调整:其中以在1985年进行的调整最为典型,经过这次调整,医疗服务收费标准才基本恢复到1952年的"实际"水平。

②"差异"性调整:1983年医院对自费医疗病人和公费劳保医疗病人实行不同的收费标准;1992年,将自费病人的收费标准和公费劳保医疗病人的收费标准进行了并轨。

③"放开"性调整:随着医学科学技术的不断发展,在伴随着新设备项目、新技术项目不断引进、开发、开展使用的同时,政府部分地放开了一些医用耗材、仪器设备项目的价格(也包括一些新药制品)。

④2017年国家全面实行"药零差"后调整:根据国家"811"政策的精神,调价补偿80%,政府直补10%,医院自身消化10%。据2018年重庆市卫生经济数据分析,"药零差"仅补偿到位50%。全国也只有北京地区达到要求。

但这样的调整赶不上物价、工资等成本上涨。以1994年至2004年计算,医疗服务价格的平均涨幅为10%,而在这10年间,我国工资增长了253.11%,国家的GDP增长了211.67%,国民人均GDP增长了205.04%,居民消费价格指数上涨了34.79%。到目前为止,重庆市公立医院执行的医疗服务价格,多数仍然是八年以前由重庆市物价局、重庆市卫生局制定的2004年版本标准。

(3)在医疗服务价格调整上的思考与决策。

有人认为,我国的国情和制度决定了医疗服务价格不能完全按成本而定,广大群众的经济收入、消费水平与医疗费用的支付能力不相适应,目前的医保制度使相当部分民众自付比例较高,因此,医疗服务价格的制定要受到一定限制,除考虑基本成本以外,更多的是要考虑患者的承受能力。

这实际上也可能是目前顶层设计的主流思维,由此而影响到医疗服务项目价格回归真实成本。2009年11月9日,国家发展改革委、卫生部、人力资源社会保障部发布的医改配套文件《改革药品和医疗服务价格形成机制的意见》中也提到:"价格调整要充分考虑社会各方面利益和群众承受能力,统筹兼顾,逐步疏导矛盾。"

(4)医疗服务项目成本因素及其核算。

也正是因为上述种种原因,在相当长的一段时期里,医疗服务价格缺乏科学精确的计算方法和证据支持,难以真实反映医疗服务必需成本,更不要说随着其他相关因素的变动而及时调整。

过去的医院有关财务管理制度中缺少这样的栏目和要求,新的医院财务管理制度有对医院进行全成本管理的要求,但其具体如何达到反映真实成本的要求,尚有许多需要完善之处。医疗服务项目成本真实因素反映不足,医院在承担和履行公益性职责、任务时,有相当部分公益性隐性成本便难于计算。

3. 医疗服务项目长期以来"虚有价格、虚无成本"带来的影响及其后果

(1)"虚无成本"的亏损状态导致政府难以承受财政补偿的沉重负担。

计划经济时期,出于能使没有医保的普通民众都能得到医疗卫生服务的公益性目的,政府对医疗服务以不计成本的方式定价,并承担了由此而带来的亏损。随着医疗卫生的发展,以及我国人口的增长,这样的亏损必然越来越大,政府的负担就越来越重。

(2)医疗服务项目亏损使得医疗服务收入亏损,且要由医院自己承担。

在政府逐渐退出承担医疗服务项目亏损的情况下,医疗服务收入盈不补亏的结果就只能由医院自己承担。在政府"市场性改革"的要求下,在盈不补亏的现实情况下,公立医院的管理者和医务人员,逐渐从原来单纯考虑医疗技术服务于患者的角色转变为既要服务于患者,又要加强经营、经济管理的"矛盾"角色。

政府投入减少,又不承担政策性亏损,部分医疗服务项目定价放开,医用耗材、药品实行市场化运作,公立医院不得不在市场化的浪潮中"扑腾"。

(3)"虚有价格、虚无成本"的医疗服务价格体系,导致医疗卫生服务的价值体系紊乱,后果复杂而纠结。

价格体系是价值体系的延伸。当高学历、高技术、高职业素养和高职业压力的医务人员劳动付出价值被低廉的价格标签进行标注时,尊重科学、尊重知识,包

括尊重生命就失去了基础,也就没有了与之相应的机制建设、制度建设、思想建设等乃至整个医疗服务体系建设的经济基础。

民众在长时期不计成本的医疗服务价格体系下,已经习惯了这样的服务价值。一个经济收入有限的人,在选择酒店时,可能因为某个星级酒店价格太贵而选择其他合适的旅店入住,他不会认为这个星级酒店价格贵、他不能承受是不合理的。但如果是患者,无论其经济状况如何,他一定希望选择最好的医院、最好的医生给他治病,在自付比例较高的政策规定下,当需要他自己支付的诊治费用他不能承受时,他就会认为那是不"合理"的,就是看病贵。

在这样的状况下,要考虑医务人员的奉献与价值,纠正不合理的价格,也要考虑民众的经济承受能力,医疗服务项目的价格就只能逐渐调整。

在政府投入不够,又要完成相应的公益性任务职责的情况下,公立医院所需要的支撑生存的经济来源只有通过以下途径获得:①对价值链上游,延迟付款争取流动资金,压低价格获得价差空间;②在医院内部,强化管理,提高效率,注重成本效益;③对价值链下游,在政策允许的范围内扩大经济来源,包括尽可能地采用新技术、新设备充实医技检查等在价格成本上能够产生一定结余的项目。

耗材、药品的定价放开后,医疗服务项目价格与价值之间的偏差,易导致医务人员的价值发生市场性转移,出现拿"回扣"、要"红包"等不良行为,出现"过诊过治"这种令医院管理困难、国家形象受损、民众负担加重、医德体系出现危机的畸形产物,造成医患矛盾激化的局面,也严重地影响到医疗卫生服务的科学价值观建设。

(4)医疗质量服务体系与医疗服务价格体系相背离。

为了不断提高医疗服务质量,更好地为患者服务,减轻患者,尤其是经济收入较低的患者的医疗负担,国家卫生健康委出台了一系列的相关要求,促使医院改进医疗服务。这是非常必要的,也是医学科学发展必然的举措。然而,在"虚有价格、虚无成本"的背景下,医疗服务价格体系如何才能使医疗质量安全得到保证,是必须认真研究的问题。

(5)单病种核算、临床路径等医保支付方式改革实施必然受到影响。

进行单病种核算付费,进行临床路径付费,在我国都有尝试,到目前为止,仍然没有一个可以让大家都接受的方案,为什么?

2012年8月,多家媒体刊载了安徽对按病种付费试点的结论:"按病种付费在短期内很难覆盖大量病种,甚至永远不可能覆盖全部病种。事实也证明,任何一种单一的支付方式都是有缺陷的,容易被'钻空子'。"其根本原因就是价格与成本的背离。

如果不正视、不解决"虚有价格、虚无成本"的价格体系，无论采用什么样的方案，可能都同样难有实质性的进展，其原因就是没有科学合理的经济基础。

4．医疗服务项目价格调整势在必行

（1）建立科学合理的医疗卫生服务价值体系。

从上面的分析可以看到，医疗卫生服务项目"虚有价格、虚无成本"的价格体系，是目前医疗卫生服务体系建设发展面临的一个严峻挑战和障碍，是关系到医改能否深入进行、已有的医改成果能否巩固、医疗服务体系能否科学并可持续发展等的基础性问题。

医改的目标是要让民众身心健康得到保障，具体体现就是要让民众看得起病，能较为方便地看病，在现有的医疗服务技术下，使民众所患疾病得到控制、治愈，身体健康。

要实现这样的目标，需要有两个支撑点，一个是医院，另一个是医院的医务人员。

医院要为民众提供良好的医疗服务，需要10项刚性支出的经济成本来支撑。从上述医疗服务项目成本核算数据看，患者到医院就诊，医院履行医疗服务职责，其履职越多，亏损就会越严重。目前，多数医院没有像北京那样的补偿机制，医院要么忍受着亏损的煎熬，要么就在可盈利项目上加大力度，以此来减少亏损。后者也正是所谓的"过诊过治"的根源之一。政府加大了对补需方的投入，目的是让老百姓能看得起病，这是政府良好的愿望，也是应做的民心工程。但是医院为患者提供的医疗服务项目多数是亏损的，医院不可能无限制地承担亏损，就出现了"过诊过治"现象，医疗服务项目价格的不合理，导致的结果是国家、民众、医院三方面不满意。

我们应该强调，也一直在强调要加强医务人员的职业素养和道德体系建设，但是在医务人员长期付出与回报不相称的背景下，构建好其经济基础的合理机制建设正是其道德体系建设的基础。

在2012年5月8日卫生部举办的例行新闻发布会上，卫生部新闻发言人邓海华提到："我们国家用仅占世界医疗资源的医疗总费用的3%，维护了世界总人口22%人口的健康。"为什么中国卫生总费用如此低？邓海华引陈竺的话说："这并不是因为我们的医疗技术和我们的设备不够先进，而是因为我们国家医生、护士的平均收入很低。不要说和发达国家比，和不少发展中国家同行的收入比，都是要少得多。"

医疗卫生服务工作是一个高技术要求、高职业风险、高职业压力的工作,当医疗卫生服务的价格不能真实反映其真实成本时,医疗服务的价值也就不能得到真正体现。在患者、医院、医务人员这三个点上,科学合理的经济运行机制建设是所有其他机制建设的基础,而基础首先就是医疗服务价格体系必须回归其真实、科学的状态。

因此,医疗服务项目价格调整不仅势在必行,而且应当先行。

(2)无论现在还是将来,公立医院改革与管理都需要体现医疗服务项目的真实成本,并制定与之相应的真实价格。

原卫计委副主任陈啸宏在2014年1月12日召开的全国卫生规划财务工作会议上曾谈到公立医院改革的"公"和"立"的问题,他指出,"公",就是以国有资产为主体。我国公立医院主要由政府举办、国有事业单位举办、国有企业举办、军队举办,而且是非营利性的,举办责任涉及政府各个相关部门。只有这些部门相互协调和配合,形成合力,才能真正履行好政府举办公立医院、维护其公益性的职责。"立",就是政府财政的保障力度和程度。对公立医院的投入重在落实,例如,应明确财政补助收入占公立医院总收入比重达到多少,才能保障其公益性。各级政府应落实对现有公立医院的投入责任,进行优化配置和调整,建立科学、规范、可持续的运行机制,切实保障公立医院的定位和发展。

因此,要保障医院的公益性,需要把公立医院的真实成本运行支撑核算清楚,确定公立医院的"公"究竟需要多少"立"来支撑,其基础就是要把医疗服务项目的真实成本及其相应的价格搞清楚。该投入的就要投入,该支付的就要支付,该转移支付的就要转移支付,该制约的就要制约。

对于医院管理来讲,弄清真实成本和真实价格,医院管理者才知道在实现公立医院的公益性责任中,哪些是能做的,哪些是做不下去的,哪些是能够控制的,等等。也只有在不断地提出问题和解决问题的过程中,医改才能不断得到深入推进。

(3)医疗服务项目的价格与价值相当的调整行动已经开始。

2010年1月16日,北京市卫生局财务处处长刘建民介绍:北京对朝阳医院、友谊医院等8家综合项目成本核算结果进行比较分析,在2000多个医疗项目中,赢利项目约占43%,亏损项目约占57%。对公立医院的亏损,北京开始尝试新型财政补偿政策,以保障医院医疗收支平衡,使公立医院的公益性质得以体现。新型财政补偿政策对医院的补偿分成三部分:经常性补偿、鼓励性补偿和专项补偿。其中,经常性补偿包括对亏损且无保本点的项目进行补贴,对离退休人员全额保障;

鼓励性补偿是对成本管理控制好的医院进行奖励;专项补偿是对设备更新和重点学科予以支持。

2012年7月1日起,北京市开始在友谊医院试点医药分开,取消15%的药品加成政策,取消挂号费和诊疗费,收取医事服务费(见表2-13)。8月,浙江、深圳也开始采取相近的措施。

表2-13 北京设立医事服务费一览表

类别	每人次收费/元	医保报销/元	自付/元
普通号	42	40	2
副主任医师号	60	40	20
主任医师号	80	40	40
知名专家号	100	40	60
住院	80/床日	按待遇	

2012年5月,国家发改委、卫生部、中医药管理局发布了一份长达300多页的《全国医疗服务价格项目规范(2012年版)》,对医疗服务项目的成本因素做出了较为详细的描述,为医疗服务项目成本核算进一步提供了依据。

随着国家医疗保障局的成立,以支付牵头的医改强劲出台,"药零差"、耗材零差、"4+7"药品耗材带量采购改革措施等纷纷落地。但从调动医务人员积极性角度,我们认为,加快"腾笼换鸟",把药品耗材中的水分转化为与医务人员劳动价值相适应的价格尤为迫切,不能再错失这次改革机遇。当然,成本核算、定价体系、支付制度、政府补偿、薪酬分配是一个"五联动"体系,做好真实信息,实际成本的核算,是"五联动"体系的切入点。

四、以人力价值合理评估为基础——创新点值法应用

(一)RBRVS用于医院内部绩效管理存在的问题

1.RBRVS与中国国情的适用性问题

(1)医疗体制的差异。

第一,中美两国卫生总费用规模与结构差异。2016年,美国卫生总费用占GDP比重为17.92%,中国为6.23%,美国是中国的2.88倍。

第二,中美两国医生薪酬与人力成本差异。据美国Medscape专业网站公布的2018年医生薪酬水平报告的数据,2011年至2017年美国医生薪酬依次是社会平均工资的4.55倍、4.80倍、5.17倍、5.27倍、5.44倍、5.62倍、5.79倍。据相关

文献资料数据,当前中国公立医院医生的平均薪酬是社会平均工资的2倍左右。

第三,中美两国医生人力技术价值对医院收入贡献差异。以美国RBRVS数据为例,医生工作量点数、执业成本点数、医疗责任险点数占比依次为52%、44%、5%,即医生人力技术价值对医院收入的贡献率为52%。而中国2017年公立医院人力技术性收入占医疗收入的比例为22.54%。

第四,中美两国医疗体系开放程度存在差异。美国为开放式医疗体系,主要有三个特征:一是医生对执业地点拥有充分的自主选择权;二是医保支付对象为医生,医生具有同医保支付机构议价的能力;三是医师费和医院费分开支付。中国则为封闭式医疗体系:一是医生对执业地点自主选择权较低;二是医保支付对象为医院,医院支付医生薪水,医院同物价、医保机构议价的能力极低;三是医师费和医院费打包支付给医院,医院再进行二次分配。

第五,中美两国医疗服务价格形成机制存在差异。美国医疗服务价格形成机制可概述为"真实成本、市场定价、合理价格",中国则为"合理成本、政府定价、合理价格"。

(2)评价对象的差异。

中美在医疗服务项目内涵与技术规范的评价上存在差异。美国评价基础是CPT-4和HCPCS Level Ⅱ;中国则是《全国医疗服务价格项目规范(2012版)》(以下简称"CCHI")。首先,CPT-4与CCHI编码体系在分类结构、项目内涵、项目数量等方面存在很大差别,导致其在建立对照关系过程中存在多种对应关系。其次,外科项目和内科项目非对称性问题存在差异。美国针对重记录医务人员的手术操作类项目的问题,在CPT-4修订过程中新增非手术类操作代码。而中国内科和外科操作项目非对称性问题仍然较严重。再次,美国医疗服务项目成本显性化程度显著高于中国。比如,在HCPCS Level Ⅱ中记录有救护车、轮椅使用等非诊疗类服务信息。

2.RBRVS与绩效分配的整合性问题

第一,存在"人价高、点值高"与"结余高、绩效多"的非对称性。若按照点值法"人价高、点值高"的支付逻辑,手术项目、护理项目、治疗项目等能体现医务人员高技术价值的项目会得到高点值,而检查、检验等体现医务人员低技术价值的项目会得到低点值。而按照绩效分配"结余高、绩效多"的支付逻辑,检查、检验等结余高的项目会得到高点值,手术项目、护理项目、治疗项目等会得到低点值。点值法支付逻辑与绩效分配逻辑的非对称性归根结底涉及一个深层次的问题,即医院绩效从哪儿来的问题。

第二,点值法宏观性与绩效分配微观性的非对称性。表现为作为支付制度的点值法能否直接套用为医院内部绩效分配的参考工具,这一问题还需持续深入讨论和研究。

3.RBRVS难以满足绩效分配整体要求

(1)RBRVS难以综合衡量医务人员工作量、工作质量和工作难度。

第一,RBRVS难以综合衡量医务人员工作量。RBRVS评价基础和对象为可收费的医疗服务项目。医生除执行可收费的医疗服务项目外,还会执行大量非收费的医疗工作,比如日常查房、病例讨论、教学、病案书写等必需诊疗工作;护士除执行可收费的直接护理项目外,还会执行大量非收费的间接医疗服务项目,比如一些起初护理办理入院手续、一些优质护理项目、健康教育等。因此,以可收费医疗服务项目设计点值,难以整体衡量医务人员的工作量。

第二,存在一线医生和二线医生、一线护士和二线护士的工作量区分问题。

第三,存在内科和外科医生工作量不对称问题。内外科医生的劳动付出方式存在差异,内科以药物治疗为主,而外科以手术治疗为主,外科可收费医疗服务项目远多于内科,导致内科医生工作量点数明显低于外科医生。

第四,RBRVS难以综合衡量医务人员工作质量、工作难度、医师能力、治疗结果。

(2)RBRVS难以处理医护绩效分配逻辑。

临床科室医护关系存在三种形态:一是医生和护士各自独立执行医疗项目;二是紧密型医护合作,医生和护士紧密合作完成医疗服务项目,医护工作量及绩效分配比例较容易量化,即某个项目以医生为主、护士为辅,或以护士为主、医生为辅是可以量化的;三是松散型医护合作,医护有一定关联,但不紧密,医护工作量及绩效分配比例较难量化。因此,点值法作为工具运用于医院,首先要面临的问题是医生和护士绩效分配逻辑关系的拟定,具体体现为科室内部绩效分配进行医护分开核算的系列机制设计。

第一,如何建立医生和护士点值体系。是分别建立医生和护士不同的点值体系,还是建立医生和护士相同的点值体系?不管建立什么样的点值体系,首先要面临的问题是,医生和护士三种关系的界定和处理。

第二,如何拟定医生和护士绩效总额。医生和护士绩效总额体现医生群体和护士群体对科室的贡献,如何体现"三分治疗,七分护理",如何让医护绩效工资差距变得可控,是使用点值法难以解决的问题。

第三,医技科室收入如何逆向补偿医生和护士的绩效。临床科室绩效部分来自医技科室开单项目的逆向补偿。表面上看,医技科室开展项目由医生开单和判读产生,逆向补偿应全部作为医生绩效。但在护理项目存在大量亏损的情况下,如仅补偿亏损项目,如何保证护理团队绩效来源,也是点值法难以解决的问题。

(3)RBRVS计算到个人与院科逐级核算有一定冲突。

目前,我国公立医院绩效分配为院科两级逐级核算。在院科两级核算体系下,科主任对科室内部绩效的二次分配具有较大的自主权。科主任根据学科建设,医疗服务质量,新技术、新项目开展,科研教学活动,组织重点疑难手术讨论,急危重症救治能力培养等综合情况,将科室奖金分配到个人。RBRVS根据工作量将绩效精确分配到个人,削弱了科主任对科室内部绩效二次分配的权力,可能导致科室内部管理失衡。

(二)点值法评价指标体系创新研究

1.专家咨询法

采用专家咨询法构建指标体系。重庆市第九人民医院咨询专家来源包括四类:一是临床和医技科室主任、护士长及骨干;二是医务部和护理部主任及骨干;三是重庆市医院成本管理研究中心的成本核算专家;四是重庆医科大学和陆军军医大学医疗保险、人力资源管理的专任教授。通过对专家积极系数、权威程度、协调系数的信效度检验来保障专家的权威性与专业性。专家集中对以下内容进行评价:一是评价指标体系的合理性和科学性;二是采用层次分析法评价各级指标的权重系数;三是对评分办法的科学性评价;四是医生执行项目内部诊疗类、手术类、其他类比价关系的确定,护士执行项目内部治疗类、护理类、其他类比价关系的确定。

2.评价指标体系

从操作时间、技术水平、技术风险、工作强度、工作难度、价格成本比等六个维度构建了点值法评价指标体系,并定义各指标的内涵和支撑内容。

操作时间指医务人员完成该项目所需花费的时间,包括处置前、处置中、处置后所需时间。

技术水平是指对完成该项医疗服务的医务人员的技术要求,包括操作者学历、技术职称、技术投入程度、专业操作培训等四类。

技术风险是指医务人员操作过程中可能发生的职业暴露、有害物质、医疗纠纷等风险,以及由于医务人员在诊疗、判读过程中可能出现的失误风险,包括有害物、患者接触、诊疗操作、判读等四类。

工作强度指完成该项目付出的脑力劳动及体力劳动。医疗服务项目执行中,医务人员既有体力消耗又有脑力消耗,在不同项目中,两者有所不同,除了时间长短本身就有工作强度含义外,还需要有区别地表达医务人员的脑力劳动强度和体力劳动强度的不同内涵。

工作难度是指依据综合评估操作中患者发生并发症的概率及产生不良后果严重程度确定的该医疗服务价格项目技术操作难度,包括患者年龄难度、并发症难度、病情危急重难度等三类。

价格成本比指医疗服务项目价格与医疗服务项目成本的比值,在点值绩效分配时对冲医疗物价的影响。

3.评分方法

(1)评分方法的选择。

在比较研究台湾地区牙科医学会、外科医学会评价方法以及大陆地区本土化自主创新模式评分方法的优缺点,并对比美国RBRVS评价方法及其优缺点的基础上,结合CCHI的评分规则,重庆市第九人民医院将基数法和序数法的优点进行创新性结合,在薪酬分配管理中采用基数和序数相结合的综合评分法。序数法借用李克特五级量表评分法,主要作用是定级;基数法采用百分制,主要功能是在定级的基础上对各要素进行评分。(见表2-14)为防止相同人员操作不同项目(诊查费和手术费)点值倍数可能超过100的情况,对各大类别项目分别进行细分后再拟定点值倍数,比如医生执行项目又可细分为治疗类、手术类、其他类等,护士执行项目又可细分为治疗类、护理类、其他类等。

表2-14 重庆市第九人民医院创新版点值法评价方法

方法	功能	工具	创新结合评分等级				
			一级	二级	三级	四级	五级
序数法	定级	李克特五级量表法	0—19分	20—39分	40—59分	60—79分	80—100分
基数法	评分	百分制	一级	二级	三级	四级	五级

(2)各评价指标标准化评分定义说明。

通过两次专家集中咨询评价,明晰了各指标评价标准化评分等级及其定义说明。其中,操作时间以各科室项目实际操作时间(单位为分钟)进行评分,比如操作时间为10分钟,则评分等级为一级,评分为10分;若操作时间大于100分钟,则评分等级统一定为五级,评分为100分。手术项目和非手术项目在技术要求维度评分规则上存在差异。

4.项目点值形成

基本计算思路为:各二级指标评分相加形成一级指标得分,各一级指标得分加权求和得到各项目的基本点值。针对医技项目和临床项目的不同情况,医技项目将价格成本比作为调节系数,临床项目将价格成本比作为评价要素。

详细情况见表2-15。

表2-15 重庆九院创新版点值法各评价指标标准化评分定义说明

一级指标	二级指标	指标分级	权重		等级及对应分值(以非手术项目为例)				
			手术项目	非手术项目	一级	二级	三级	四级	五级
操作时间	—	服务前,服务中,服务后操作时间	100%	100%	0—19分	20—39分	40—59分	60—79分	80—100分
技术要求	学历等级	中专,大专,本科,硕士,博士	20%	30%	0—6分	7—12分	13—18分	19—24分	25—30分
	职称等级	无,初级,中级,副高,正高	20%	30%	0—6分	7—12分	13—18分	19—24分	25—30分
	培训等级	无,一般,短期岗位,规培,专业技术培训	30%	40%	0—8分	9—16分	17—24分	25—32分	33—40分
	手术级别	手术过程非常简单,过程简单,过程较复杂,过程非常复杂程度一般,过程较复杂,过程非常复杂	30%	—	—	—	—	—	—
技术风险	有害物质接触	无,轻日少,中,重日多,危险	20%	20%	0—4分	5—8分	9—12分	13—16分	17—20分
	患者接触风险	无,少,中,密切,危险	20%	20%	0—4分	5—8分	9—12分	13—16分	17—20分
	诊疗操作风险	无,少,中,较高,高	30%	30%	0—6分	7—12分	13—18分	19—24分	25—30分
	判读技术风险	无,一般,中,较高,高	30%	30%	0—6分	7—12分	13—18分	19—24分	25—30分
工作强度	活化劳动强度	非常低,较低,一般,较高,非常高	60%	60%	0—12分	13—24分	25—36分	37—48分	49—60分
	体力劳动强度	非常低,较低,一般,较高,非常高	40%	40%	0—8分	9—16分	17—24分	25—32分	33—40分
技术难度	患者年龄难度	非常低,较低,一般,较高,非常高	20%	20%	0—4分	5—8分	9—12分	13—16分	17—20分
	并发症难度	非常低,较低,一般,较高,非常高	40%	40%	0—8分	9—16分	17—24分	25—32分	33—40分
	病情危重难度	非常低,较低,一般,较高,非常高	40%	40%	0—8分	9—16分	17—24分	25—32分	33—40分
价格成本比	—	0—0.40,0.41—0.80,0.81—1.20,1.21—1.60,>1.61	100%	100%	0—19分	20—39分	40—59分	60—79分	80—100分

（三）创新研究的价值目标：建立"五对接"机制

所谓"五对接"是指与医疗物价体系对接、与真实医疗服务项目成本对接、与薪酬制度改革要求对接、与医保支付制度改革对接、与公立医院财政补偿机制对接。建立"五对接"机制的理论框架来源于公立医院改革"成本核算、定价机制、支付方式、补偿机制、薪酬制度"五联动的内在要求。

1. 与医疗物价体系对接

与医疗服务物价体系对接包括要素体系对接与评分办法对接两类。

第一，要素体系对接指创新指标体系支撑要素与CCHI评价要素的衔接，其中，操作时间对接CCHI的基本人力消耗及耗时，技术水平对接CCHI的技术难度要素所属的操作者技术要求，技术风险对接CCHI的技术难度所属的复杂程度、技术投入程度，工作难度对接CCHI的风险程度（患者发生并发症的概率及产生不良后果的严重程度），工作强度为CCHI基础上的扩展，包括脑力强度和体力强度。

第二，评分办法对接坚持了CCHI采取的专家评价法及百分制基数评分法。

同时，本研究创新指标体系内涵的人力技术价值评估体系和医疗服务项目成本核算体系，为动态调整医疗服务价格提供了切入机制。

2. 与真实医疗服务项目成本对接

与真实医疗服务项目成本对接旨在解决RBRVS体系与医院内部绩效分配体系的非对称性问题。课题组设计了两条对接机制。

一是采用作业成本法核算了2000项真实医疗服务项目成本，并计算价格成本比。核算结果显示：73%的医疗服务项目亏损，27%的医疗项目赢利，即73%项目价格成本比小于1，27%价格成本比大于1。

二是将价格成本比作为"人价高、点值高"与"结余高、绩效多"的非对称性的调节因子。基本思路是：点值是评价某一个项目人力价值含量高低的，而价格成本比是衡量某一项目对科室结余贡献度的。具体设计了两种路径：

第一条路径是将价格成本比作为点值的调节系数，作为人力价值含量高低的反映，点值越大，人力价值含量越高。但人力价值含量高，有可能该项目对科室收支结余的贡献度较低，因此，利用价格成本比作为人力价值和收支结余之间非对称关系的调节器。

第二条路径是将价格成本比作为人力价值评估的一个要素。价格成本比作为人力价值评估的一个要素，也可以对人力价值和收支结余之间非对称关系进行调节。

3．与薪酬制度改革要求对接

体现行业特点、体现知识价值、落实公立医院分配自主权是我国公立医院薪酬制度改革的三个内在要求。对该内在要求的满足需摸清医务人员技术劳务付出与收入水平的匹配量化规则，而医生价值回归是公立医院薪酬制度改革面临的首要问题。建立医务人员技术价值评估体系是促进价值回归的有效工具，但目前国内缺乏公立医院医务人员劳务技术价值评估技术体系。本研究构建的创新指标体系，其目的是建立一套科学、合理、符合中国国情的医务人员人力价值评估体系，并在此基础上构建科室内部医疗服务项目医师劳务价值相对值表，以此作为评价医师提供劳务价值的量化依据。

人员经费支出占公立医院业务支出的比例达到合理水平是薪酬制度改革的硬性要求，广东、四川、安徽、陕西等地区提出40%的刚性目标。现实的困境是：人力成本支出远远高于医务人员技术性劳务收入，且在朝向40%的刚性目标推进的过程中，两者的差距会越来越大。因此，公立医院应思考，如何同时实现引导医师诊疗行为向高价值服务转变与优化收支结构的双元目标。本研究构建的创新指标体系，重要创新之处在于建立了人力成本与人力技术价值差距的调节机制。对人力技术价值评估形成的点值保障了医疗服务项目之间人力技术价值比价关系的固定，而随着人力成本的不断上升，只需对应调整点单价。

4．与医保支付制度改革对接

医保支付制度从按项目付费逐步转向以DRG付费为主体的多元复合式支付制将彻底颠覆公立医院内部绩效分配制度，但可以预计，在一段时间内，公立医院内部绩效分配仍离不开"自收自支、收支结余"预算框架的约束。同时，以历史费用为基础形成的DRG收付费标准也将考验公立医院内部绩效分配逻辑，即如何实现"人价高、点值高"与"结余高、绩效多"一体化机制。为实现上述一体化目标，本研究设计了两个机制：

第一，做大结余机制。一是以价值医疗为导向，优先选择价值成本比高的医疗服务项目入组。二是提升科室内部DRG组数和CMI指数。

第二，微观薪酬和宏观支付一体化机制。医院内部人为将医保支付标准分解为医师费点值和执业成本点值，建立基于BSC+RBRVS+工具的面向DRG的个人绩效分配模式。DRG形成的CMI指数反过来也可作为各科室RBRVS技术难度评价的依据。

5．与公立医院财政补偿机制对接

公立医院财政补偿机制缺乏量化机制，财政投入水平依同级政府财政能力和其对卫生领域的重视程度而定。缺乏财政补偿量化机制的结果是：公立医院固定资产折旧、无形资产摊销、人员经费成本分摊来源不尽相同。由于固定资产折旧、无形资产摊销、人员经费成本分摊占公立医院业务支出比重较大，政府财政分摊成本的差异会造成区域内医院之间、医院内科室之间薪酬分配的不公；而这种不公平又往往会加剧"人价高、点值高"与"结余高、绩效多"的非对称性问题。因此，本研究在点值形成机制中融入"成本三分类"原则，切割人力成本、运行成本、基建设备成本对应收入来源，以成本来源属性差异分别核算人力成本、运行成本、基建设备成本的权重占比，用于修正价格成本比。

(四)临床、医技案例

1.案例一：消化内科

消化内科项目点值形成主要遵循4个步骤：一是列出评价要素，评价项目分数；二是确定要素权重；三是将要素评价分值按照权重计算，得到每个要素点值；四是点值小组论证、修改、确认。主要指标参照重庆市医院成本管理研究中心设计的指标体系，其含操作时间、技术水平、工作强度、技术风险等4个评价维度。消化内科目前尚未将价格成本比纳入点值评价。

根据李克特五级量表法，将级别及评价分数分为五级100分(一级：1—19分；二级：20—39分；三级：40—59分；四级：60—79分；五级：80—100分)，主要是从操作时间、技术水平、工作强度(活化、体力)、风险大小等几个维度对医护执行项目进行点值要素分级赋值。在具体评分中，医生执行项目和护士执行项目相互独立、分开评分。医生执行项目细分为治疗、手术、其他三小类，各小类权重及其比价关系不同；护士执行项目分为治疗、护理、其他三类，各小类权重及其比价关系不同。比价关系采用比例系数法。

采用专家咨询确定要素权重。在医生执行项目中，治疗类项目对技术水平、技术风险要求最高，对操作时间、工作强度要求较低，因此操作时间、技术水平、工作强度、技术风险权重分别设置为12.50%、37.50%、18.75%、31.25%。手术类项目对技术水平要求最高，其他三个要素要求几乎相当，因此操作时间、技术水平、工作强度、技术风险权重分别设置为22.00%、30.00%、20.00%、28.00%。其他类与治疗类类似，操作时间、技术水平、工作强度、技术风险权重分别设置为12.50%、37.50%、18.75%、31.25%。价格成本比作为调节系数。治疗、手术、其他三类比较关系最初设定为1:1.2:0.8。

点值小组成员将科室医护的收费项目按一般治疗、护理、操作、专科操作、手术项目等进行分类,再根据医生、护士执行项目点值要素的权重,对操作时间、技术水平、工作强度、技术风险、价格成本比等进行点值设置,得到每个项目的点值。

(1)消化内科点值绩效分配方案。

消化内科内部成立点值法分配小组,小组成员分工合作,首先确定医护人员当月的执行项目,根据前期确定的每个执行项目的点值,得出医护人员执行点值。再通过信息系统提出医护人员判读点值(所有检验、检查费用乘以0.23)。小组讨论最终决定奖金分配原则,对医院根据收支结余(扣除管理成本)发放给科内的奖金,进行二次分配,将绩效的20%按照点值法计算,以体现医护人员的劳动价值。

总体方案:将医护绩效先按一定的比例分为医疗组绩效和护理组绩效,医疗组绩效和护理组绩效的分配额度比例为1.0∶1.5,用医疗组和护理组各自的奖金总额度分别除以各自的总点值,得到医疗组和护理组各自的点单价。

(2)消化内科绩效考核结果。

医生组绩效考核结果。

在统计医生工作量的基础上,核算当月医生执行点值;再通过信息系统调出每个医生判读项目的当月收入合计,以当月判读项目收入合计乘以0.23得出判读点值;然后按照职称及工作日数得出每个医生基础点值;最后核算出医生点值绩效。(见表2-16)

表2-16 20××年11月部分医生点值绩效

医生类别	执行点值		判读点值	基础点值	总点值	点单价/元	点值绩效/元
	间接工作量点值	直接工作量点值					
医生1(住院医师)	14861	261	10546	192	25860	0.08	2069
医生2(住院医师)	14830	2234	9735	192	26991	0.08	2159
医生3(主治医师)	15318	8186	9864	240	33608	0.08	2689
医生4(副主任医师)	5290	22948	7469	264	35971	0.08	2878
医生5(主任医师)	6531	25486	6895	288	39200	0.08	3136

核算结果表明,医生1和医生2的点值绩效分别为2069元、2159元,医生3为2689元,医生4为2878元,医生5为3136元。

护理组绩效考核结果。

在统计护理工作量的基础上,核算当月护士执行点值;再根据工龄和工作日数得出基础点值;最后核算护理点值绩效。(见表2-17)

护士点值绩效核算结果显示,工龄为1年的护士1点值绩效为1864元,工龄为

5年的护士7点值绩效为1895元,工龄为10年的护士10点值绩效为2068元,质控组长护士9点值绩效为2105元。

表2-17 20××年11月部分护士点值绩效

护理类别	执行点值	判读点值	基础点值	总点值	点单价/元	点值绩效/元
护士1(工龄1年)	45976	548	72	46596	0.04	1 864
护士7(工龄5年)	46519	671	192	47382	0.04	1 895
护士10(工龄10年)	50624	773	312	51709	0.04	2 068
护士9(质控组长)	51616	651	360	52627	0.04	2 105

2.案例二:影像中心

(1)指标选择。

主要指标参照重庆市医院成本管理研究中心设计的指标体系,即含有操作时间、技术水平、工作强度、技术风险、价格成本比5个维度。操作时间为每类医疗服务项目具体的执行时间,技术水平包括操作者学历、技术职称、技术投入程度、专业操作培训等要素,工作强度包括活化劳动及体力劳动,技术风险包括有害物质风险、与患者接触风险、诊疗操作风险、判读风险等四类风险。价格成本比作为调节系数(在具体试点过程中,价格成本比可作为评价要素,也可作为调节系数,由各科室自行决定)。

(2)等级评分与权重设置。

在试点过程中,影像中心将以岗位为基础的环节流程作为评分对象,采用序数法与基数法相结合的办法进行定级与评分,权重设置采用专家咨询法。

①操作时间(10%)。

权重占比。操作时间权重占比为10%。权重设置依据:因影像中心各检查项目耗时相对一致,各工作环节时间差异不大,故将其权重占比判定为10%。

分级评分。以项目流程各环节操作时间为基础。以操作时间为评分依据,按操作时间长短评分如下:一级,<10分钟;二级,10—19分钟;三级,20—29分钟;四级,30—39分钟;五级,40—59分钟。

(由于影像中心以流程环节为评价对象,其操作时间会低于整个项目的操作时间,故其操作时间权重低于其他科室。此处体现了影像中心的特点。)

②技术水平(30%)。

权重占比。技术水平权重占比为30%。权重设置依据:科室各岗位对人员资质及技术能力要求不同,这是对人员评估的主要因素之一,故将其权重占比判定为30%。

分级评分。项目细分如下。

学历要求（30%）：中专（0—6）、大专（7—12）、本科（13—18）、硕士（19—24）、博士（25—30）；

职称要求（30%）：无职称（0—6）、初级职称（7—12）、中级职称（13—18）、副高职称（19—24）、正高职称（25—30）；

培训周期（40%）：无（0—8）、一般培训（9—16）、短期培训（17—24）、规范化培训（25—32）、专项技术培训（33—40）。

③技术风险（40%）。

权重占比。技术风险权重占比为40%。权重原因：作为医院的窗口单位，工作人员长时间与患者、射线密切接触，故将其权重占比判定为40%。

分级评分。项目细分如下。

有害物质情况（20%）：无（0—4）、轻且少（5—8）、中等（9—12）、重且多（13—16）、危险（17—20）；

与患者接触风险（20%）：无（0—4）、少（5—8）、中等（9—12）、密切（13—16）、危险（17—20）；

诊疗操作风险（30%）：无（0—6）、少（7—12）、中等（13—18）、较高（19—24）、高（25—30）；

判读风险（30%）：无（0—6）、一般（7—12）、中等（13—18）、较高（19—24）、高（25—30）。

④工作强度（20%）。

权重占比。工作强度权重占比为20%。权重设置依据：科室工作强度在各工作环节中脑力劳动与体力劳动分布差异相对较大，但并非主要因素，故将其权重占比判定为20%。

分级评分。科室人员岗位不同，工作强度亦不同。根据实际情况评分：活化劳动60%，体力劳动40%。两项指标评价分别按照五级100分评价，设置分值合并权重后得到该环节工作强度评价分数。项目细分如下。

活化劳动（60%）：非常低（0—12）、较低（13—24）、一般（25—36）、较高（37—48）、非常高（49—60）；

体力劳动（40%）：非常低（0—8）、较低（9—16）、一般（17—24）、较高（25—32）、非常高（33—40）。

⑤价格成本比。

影像中心将价格成本比作为调节系数,根据其真实成本和真实收入进行核算。

⑥工作难度。

尚不纳入评分体系。

(3)实施过程及特点。

①项目归类及分类。

由于影像中心检查项目繁多,临床科室所开展的每个检查项目不固定,且多以组合形式进行,在点数法的统计过程中,要逐一进行项目测算难度较大。因此,根据2017年重庆市相关收费标准,影像中心将科室所开展的项目分为3大类7小类。每大类项目收费相对固定,在执行每类项目时,工作人员的操作流程相对一致。

普放(普通放射学)检查类:包括DR(直接数字化X射线摄影)、CR(计算机X射线摄影)、乳腺钼靶等,此类项目均以曝光次数为收费标准。

MRI检查类。2017年收费标准中,将MRI检查分为平扫、平扫+增强、特殊成像三大类,因此在点值法评价过程中,将MRI所有检查项目均按照以上类别进行测算。

CT检查类。2017年收费标准中,将CT检查分为平扫、平扫+增强、CT血管类检查(CTA)三大类,因此在点值法评价过程中,将CT所有检查项目均按照以上类别进行测算。

②项目流程划分。

划分项目流程,即以流程为基准定岗定员,并评价各流程人员所对应要素等级及得分。影像中心在评价初期根据岗位设置特点,将科内流程分为"登记—注射/摆位—扫描—书写报告—审核报告—整理报告—发送报告"7个环节,每个环节由一名工作人员(医生、护士、技师、工勤)完成,并且根据技术规范,核定岗位技术水平要求(学历、职称、培训)。

③细化项目岗位流程并测算操作时间。

以冠状动脉CTA为例。冠状动脉CTA包括"登记—注射—摆位—扫描—书写报告—审核报告—整理报告—发送报告"8个环节。就环节的具体岗位工作内容而言,登记环节有4项,注射环节有10项,摆位环节有15项,扫描环节有10项,书写报告环节有15项,审核报告有7项,整理报告有3项,发送报告有1项。

影像中心内部组织点值法工作小组对每个环节具体的岗位工作测量10次,取平均值作为每一具体岗位工作的操作时间。比如,登记环节的第1个岗位工作"核对申请单信息(病人姓名、性别、年龄、检查部位)及收费记账情况",重复测量10次后的平均操作时间为33.5秒,再加总登记环节所有岗位操作时间,求得登记环节操作时间为159.3秒。同理,注射、摆位、扫描、书写报告、审核报告、整理报告、发送报告操作时间分别为392.1秒、2325.6秒、528.8秒、1248.1秒、1231.1秒、62.4秒、1073.7秒。最后,求得冠状动脉CTA的操作时间为7021.1秒(约117分钟)。

④分类核算科室真实成本,将真实成本纳入绩效核算。

核算科室总成本。价格成本比作为点值的调节系数,其核心是要知晓科室的真实成本。按照医院科室成本核算三级分摊原则,核算二级分摊后影像中心的真实全成本。

将真实成本纳入绩效核算。将真实成本纳入绩效核算有两条具体路径:一是核算价格成本比,作为项目点值的调节系数;二是核算绩效占比,作为项目总点值的调节系数。

在项目中体现实际绩效:岗位点单价。更进一步,根据各项目岗位点值核算岗位点单价,体现岗位在项目中的实际绩效。以冠状动脉CTA为例,登记/报告整理岗位(对应登记环节)、穿刺护士岗位(对应注射环节)、摆位护士岗位(对应摆位环节)、技术员岗位(对应扫描环节)、报告医生岗位(对应书写报告环节)、审核医生岗位(对应审核报告环节)、报告发放岗位(对应审核整理、发送报告环节)等各岗位核算后的岗位点单价分别为3.83元、16.38元、16.57元、13.59元、18.78元、17.16元、2.54元。

(4)点值在绩效中的体现。

以审核医生邓××为例,2019年4月执行"CT:胸部平扫""CT:胸部平扫+冠状面成像""MRI:颈部平扫"分别为88次、75次、53次。"CT:胸部平扫""CT:胸部平扫+冠状面成像""MRI:颈部平扫"点单价分别为10.29元、10.29元、17.10元。"CT:胸部平扫+冠状面成像"项目扣罚2个部位。则当月邓××的点值绩效总额＝88×10.29+(75−2)×10.29+53×17.1=2562.99元。

五、以病种包干和DRG为基础,以BSC战略及点值法为支撑的绩效管理的框架构想

基于成本与价值平衡的绩效管理框架,要摸清成本支撑的来源与结构,并从人力技术价值角度拟合医生积极性的内生动力和外部政策导致的外生压力,基础

是成本三分类原则,支撑体系是医院标准化成本核算体系和人力技术价值评估体系。将公立医院成本分为人力成本、运行成本、基建设备成本三类。在公益性主导框架下,明晰补偿来源:人力成本由技术服务收入和控费后DRG差距收入进行补偿,运行成本由医技收入和政府补偿投入进行补偿,基建设备成本由政府补偿投入进行补偿。三类成本补偿来源及结构是联动关系。依据2017年的数据核算人力成本的DRG差额,平均每家公立医院人力成本总额为6984.2万元。技术性收入占比与人力成本占比差额为:36.23% − 22.54% = 13.69%。人力成本差额为:6984.2(万元) × 13.69% = 956.14(万元)。平均每家公立医院出院人数为:1.31万人。按DRG收费住院病人数为:1.31(万人) × 62%(三明数据) = 0.81(万人)。平均每个DRG差额为:956.14 ÷ 0.81 = 1180(元),即平均每DRG组需结余1180元。医院成本核算标准体系包括:科室成本核算标准体系、项目成本核算标准体系、病种成本核算标准体系以及病人成本核算标准体系。人力技术价值评估标准体系即为本书提出的创新版点值法评估技术体系。近期上海与广州等地以DIP方式实施支付,经验及效果尚需一定时间后才能进行总结分析。

第二节　重庆市第九人民医院在为薪酬绩效管理创新改革所做的部分基础性研究工作中的结论与思考

一、参与两个"标准"编制工作的主要结论

《全国公立医院成本管理办法》和《公立医院成本核算规范》分别是国内第一部医院成本管理办法和国内第一部医院成本核算指导手册,由全国各地的医院财务人员和医疗专家集体编写,为全国公立医院统一成本管理与核算方法奠定了理论基础。

《全国公立医院成本管理办法》共八章、三十五条。涵盖了成本核算、成本预测、成本分析、成本控制、成本评价等管理活动。该办法首次体现了医疗质量安全成本一体化和医疗质量安全成本双底线的理念;首次为单病种付费和DRGs付费提供了政策依据;首次提出了"运营成本"与"资本成本"的概念,为财政补偿提供了依据。

《公立医院成本核算规范》分为十二章,涵盖了成本核算术语、成本分类、成本核算内容、成本核算单元、数据采集、归集、分摊、计算、成本报表等方面的内容,为医院成本核算制定了标准。

重庆市第九人民医院在参与编制的过程中创新性提出三个成本核算核心支撑概念:

(1)真实成本与合理定价(延伸观念"真实信息、实际成本"已被财政部《事业单位成本核算基础指引》采用)。

(2)双底线(质量安全、成本支撑)原则(见重庆市第九人民医院医院成本控制研究室编《公立医院成本核算的理论与实践》,西南师范大学出版社,2017年版)。

(3)质量安全与成本消耗一体化(见重庆市第九人民医院医院成本控制研究室编《公立医院成本核算的理论与实践》,西南师范大学出版社,2017年版)。

二、主持世行项目研究工作的主要结论

(一)加强医疗成本核算方法学体系化研究,拓展医疗成本核算范围

目前,我国医疗成本核算方法尚未形成体系。

第一,我国重中端成本计算技术,而轻前端与后端技术的开发应用。就医疗

成本核算链条而言,前端核算技术包括基础数据收集方法与成本项目分类方法,是医疗成本核算的基础;中端核算技术是具体的医疗成本计算方法,是医疗成本核算的核心;后端为医疗成本核算质量监管方法,是保障医疗成本核算质量的关键。

第二,我国中端医疗成本计算方法尚处于探索阶段。较多关注科室成本核算、项目成本核算,而忽视病种成本和DRG成本核算,病种成本和DRG成本核算缺乏理论基础和实践探索,未涉及病人成本核算概念。以最简单的科室成本核算为例,科室编码、分类及归类、成本与会计科目对照、各级分配基准标准库等技术尚未在全国形成共识。

第三,我国中端医疗成本计算方法尚未实现有效整合。就国家标准而言,科室、项目、病种、DRG、病人成本核算应在同一标准体系下,相互融合、相互支撑。但目前我国科室、项目、病种、DRG核算技术呈现碎片化,不仅不利于医疗成本核算方法创新发展,还造成了医疗成本核算结果应用的深度和广度不足。随着新时代下我国医疗支付制度的变革,多维成本核算对象参考信息将成为医院和政府管理的决策工具,医疗成本核算方法学体系化成为必然趋势。因此,我们建议:一是建立医疗成本核算整体框架,将医疗成本核算前端、中端、后端技术纳入统一管理;二是有效整合不同成本对象医疗成本计算方法,加强自上而下法和自下而上法整合的基础研究,重点关注ABC、TDABC、RCCs、RVUs在不同成本对象不同核算环节的适用性,比较直接分配法、阶梯分配法、交互分配法、联立方程法分配间接成本的精度,以及加权统计法、床日分摊法、边际加成法对中间费用成本分配的可操作性;三是根据"成本引入发生地"原则,开展病人成本核算方法学理论研究,以病人成本核算为基础,建立病种成本核算和DRG成本核算方法新机制;四是以分配基准标准库为载体,建立分配和分摊参数一体化机制,尽量实现科室、项目、病种、DRG、病人成本核算分摊参数一体化。

(二)强化医疗成本核算的基础性支撑作用,建立医院成本核算激励约束机制

医疗成本核算对供管双方的重要性与日俱增。目前,国内供管双方对医疗成本核算的有用性重视程度不够,医疗成本核算的基础性支撑作用尚未得到有效发挥。

第一,国内医疗成本核算有用性认知层次有待深化。国内既有文献从微观和宏观两个维度阐述成本核算的有用性。在微观层面,从成本管理的其他四个内容(成本预算、成本分析、成本控制、成本评估与考核)阐述成本核算对医院内部精细

化管理的作用机制；在宏观层面，从提供成本信息的真实性与透明度、合理公平地支付与补偿、实现资源最优配置阐述成本核算对政府政策的参考作用。但成本核算对病人分类系统、价值医疗、质量安全、管理会计与成本会计等支撑作用尚有待厘清。

第二，医疗成本核算结果应用层次较低。在医院内部，成本核算结果主要体现为收支结余核算、部分用于科室奖金分配、预算制定，成本核算尚未作为医院内部精细化管理的主要工具。在医院外部，成本核算尚未同支付、价格、补偿、薪酬体系挂钩，难以为政策制定提供循证依据。

第三，尚未建立成本核算及结果应用的激励约束机制。成本核算基础性支撑作用难以有效发挥与全国尚未建立公立医院成本核算制度、政府对公立医院成本核算缺乏刚性要求、医院成本核算产出信息层次低、尚未开展成本核算影响因素大数据分析等因素有关。因此，我们建议：一是出台全国统一的公立医院成本核算操作手册，制定具体的行业操作指导规范，明确医疗成本核算具体核算技术；二是建立医院成本核算激励约束机制，倒逼医院提升成本核算能力，成本核算结果同外部绩效考核、财政补偿、医保支付、绩效工资总量、院长薪酬等直接挂钩，同区域价格形成、病人分类系统、区域卫生资源分配等间接挂钩；三是开展成本核算结果及应用影响因素的大数据基础研究。

（三）开发医疗成本核算数据评价工具，提升数据可得性和可用性

目前我国医疗成本核算数据存在以下问题：一是医疗成本核算基础数据（基本字典池、收入数据、支出数据、计量数据）可得性和质量均不能满足医疗成本核算要求；二是区域间不同医院基数数据产出能力参差不齐；三是不同医院采用不同医疗成本核算软件，核算过程参数选择及核算质量均不相同，不利于区域成本大数据的生成和纵横比较。开发医疗成本核算数据评价工具是解决上述问题的有效途径。国外医疗成本核算数据评价从临床数据、财务会计数据、成本数据三方面展开，针对每种数据开发评价工具进行评级。比如英国的MAQS，针对公立医院医疗成本核算过程数据进行评分，成本核算越接近资源的实际消耗（即因果关系越强），所得分数越高，最后将评分分为四个等级：基础级（≤44.9%）、铜级（45%—59.9%）、银级（60%—74.9%）、金级（75%—100%）。我国可借鉴英国MAQS实践经验，针对医疗成本核算基础数据、过程数据、结果数据分别开发评价工具，实现医疗成本核算事前、事中、事后的多层级数据管控，提升数据可得性和可用性。

三、主持国家社科基金项目的思考

公立医院"公益性"的成本支撑和实现程度,是影响公立医院改革的关键因素之一。其中,"公益性"的真正体现又与"基本医疗服务"的内涵息息相关。因为,只有界定好权威的、具有可操作性的"基本医疗服务"内涵,才能为解决"公益性的具体体现、政府的职责表达、医疗机构的职能定位、医疗设施和服务效果的评价以及医务人员的劳动价值体现"等难题提供基础。

然而,"基本医疗服务"自在《1993年世界发展报告:投资于健康》中被提出后,人们一直以"一定条件下,财政根据社会经济发展水平、卫生服务能力和大多数人的卫生服务需求,保证向全体居民提供一定水平的、负担得起的、成本低、效果好的医疗服务"来解读其内涵。由于各地财政支撑和卫生服务能力存在较大差异,政府投入的量化责任尚未明晰,加上疾病的多样性、复杂性,采取的医疗手段与方法也存在多样性……如何保证向全体居民提供一定水平的、成本低、效果好的医疗服务是公立医院改革应当正视的难题。

我们就数十年的医院管理实践和卫生经济研究经验,从底线思维视角,将基本医疗服务与"质量、安全、成本、绩效"做一体化思考,并从供需方视角,围绕如何实现基本医疗服务的六项内容阐述其可操作性的内涵。

一是建立基本病种目录——基本病种的底线。

通过采取整群分层抽样的方法,广泛研究医疗机构的住院病种,按照ICD-10前三位进行分类汇总,剔除出院人数少于100人的病种,并对合并后的病种取前80%作为最终的研究范围,再根据每个病种的出院人数、出院者平均费用、治愈率占比百分数等指标,通过加权计算其综合值,以确定基本病种。这种以现有病种、诊疗项目、诊疗发生费用、医保筹资能力和水平等为基础的界定方法,考虑就诊频率、疾病发生的普遍性等因素,相对遵循了医疗技术和医学发展的客观性、科学性,是目前比较符合供需方实情和财力现状的方法。

二是形成基本诊疗标准——基本诊疗的底线。

疾病的复杂性和个体差异性,以及诊疗过程中广泛存在的排除性诊断和探索性治疗,使基本诊疗标准化分类存在困难。但可根据疾病诊断相关分组(Diagnosis Related Groups,DRGs)和费用控制相结合的办法来确定。即在基本病种目录形成的基础上,根据病人的年龄、性别、住院天数、临床诊断、疾病严重程度、并发症等进行疾病诊断相关分类(即DRGs),并以一定时期(可选3年)已花去费用为基数,建立每个组别每年费用的区间和平均值,再根据供方和第三方(政府或医保部门)的情况对该底线进行调控。最终形成以DRGs为基础,通过费用调控来形成的诊疗标准。该标准有助于构建在底线基础上"超支自付、结余留存"的激励机制,引导供方选用低廉、高效的诊疗项目,并强化第三方的责任。

三是制订基本用药标准——基本药物的底线。

新医改以来,基本药物目录已在基层医疗机构得到广泛应用,结合前述基本病种目录和基本诊疗标准,其底线是以已实行的基本药物目录为基础,加上定期动态调整内容。即以国家公布的基本药物目录为标准,结合诊疗实际需求进行增减。可以在中华人民共和国卫生健康委员会官方网站上开辟专栏,并设计相应的文档,由公众(包括医务人员、患者、医药企业、医保部门等)根据自身需要对相应药物提出增删理由,再由国家卫生健康委定期(通常为1年)组织专家对其进行甄别、遴选,最终建立一个相对固定且可动态调整的底线范围。

四是明晰基本人力资源支撑——基本人力资源的底线。

基本人力资源是供方提供医疗服务的智力基础。目前我国医院的现状是:医务人员总量不足且分布不均;医务人员高职称、高知识、高风险的行业特点未获得应有体现;医疗服务项目多数处于"虚有价格、虚无成本"的状态;相当部分医务人员的基本工资、绩效奖励乃至退休员工的工资等均需要医院自身"创收"维持。故在前述"三条底线"基础上,基本人力资源的底线:医务人员基本工资、开展基本医疗服务的相关人力资源成本应明确由政府或者医保全额支付。

五是政府履行六大买单承诺——基本设施底线。

基本设施作为提供基本医疗服务的物质保障,早在2009年的新医改方案中即有明文规定:公立医院基本建设和设备购置、重点学科发展、人才培养、符合国家规定的离退休人员费用和政策性亏损补贴等投入应由政府承担(即六项买单)。但因各地对医疗卫生重视程度不同,财力支撑差异,以及其他体制性和机制性问题,目前的公立医院基本设施多数仍需供方依靠"创收"、贷款或与其他部门合作等方式解决。为了使基本医疗服务的内涵得以真实体现,我们建议在前四种基本底线相对明确的基础上,出台政府量化履行六大买单承诺的办法。

六是界定基本保障范围——基本服务底线。

看得起病、看得好病、方便看病是从需方角度出发的基本服务的底线。同时,"因病致贫、因病返贫"是老百姓最迫切需要解决的问题,也是财力难以支撑的关键。但致贫和返贫的主因是大病。在现有条件下,要引导需方明确基本保障的范围是"小病"(常见病、多发病),即在基本病种范围内,有医疗机构提供通过一定的人力、技术、设施、药物而开展的适宜技术和合理价值的诊疗服务,并由相关部门买单。但基本保障范围对大病不可能全覆盖,大病应以政府主导、市场调节、社会参与、个人自付等方式共同承担。

上述六条底线是从可操作角度诠释基本医疗服务的内涵,要使之能够实施,还应当具有权威性。因为医疗服务的基本实现和最终实现都离不开政府投入。考虑到我国经济社会发展状况和已有的投入路径依赖,我们建议:政府投入应在"保基本、兜底线、促公平"的指引下,利用公立医院的"质量、安全、成本"一体化思维,明确投入供方公益性成本底线的份额以及逐步实现的时间表。因此,我们一方面期盼着"基本医疗卫生法"尽早出台,以明确各方的量化责任,同时,也呼吁相关部门将基本医疗服务的底线内容纳入条例、规范中,使之既具有操作性又具有强制性,最终使基本医疗服务能够真正实现。

在主持国家社科基金项目时,通过发表在健康报上的《公立医院补偿要列好时间表》,我们还得出"三个力"结合点探索的理论。"三个力"指政府有支付力、百姓有承受力、医院有动力,这样才能更好地促进公立医院深化改革。

四、主持中国卫生经济学会课题的思考

(一)一体化基本思路

医疗卫生单位预算与绩效管理一体化的首要问题是如何进行深度融合,即融合路径问题。课题组讨论后认为,应紧紧抓住"绩效目标"这一预算管理和绩效管理融合的"牛鼻子"来实现医疗卫生单位预算与绩效管理一体化。绩效目标贯穿绩效管理和预算管理的全过程,要实现预算与绩效管理一体化,其核心是建立以绩效目标为核心的预算编制路径,实现预算和绩效在管理全过程中的融合。第一,绩效目标是预算编制的基础,绩效目标应与成本要素相结合指导预算编制。第二,绩效目标是预算执行的方向,为预算执行提供指引。第三,绩效目标实现程度是预算执行结果的体现,为预算执行绩效提供了评价基准。

在基线调查基础上,聚焦预算与绩效管理一体化的三个核心问题,本课题组拟定了预算与绩效管理一体化的基本思路:依托全面预算管理框架,再造预算与绩效管理流程,基于绩效信息流,把绩效管理嵌入预算管理全过程和各环节,重新界定全面预算管理各环节的工作内容、工作要求、工作方法、工作举措,完善涵盖绩效目标管理、绩效运行监控、绩效评价管理、评价结果应用等各环节的管理流程。融合路径关键在于医院战略目标分解框架下绩效目标和预算目标的关联机制、预算绩效目标实现程度和预算执行进度的监管机制以及绩效考评和预算考评

的对接机制。

具体思路为"抓中间、促两头"：紧紧抓住绩效管理关键内容和关键理念，来促进预算管理实现"决策预算、经营预算、财务预算"多重功能表达，来促进一体化内涵和一体化路径的有机关联和整合。

1."抓中间"：绩效管理指标体系构建思路

"抓中间"着力点在于设定一套整合预算与绩效的绩效考核指标体系。绩效考核指标体系构建思路为"3+N"，从中选择可与预算对接的指标体系。"3"是参考三个刚性制度：财政部《预算绩效评价共性指标体系框架》（财预〔2013〕53号）、《国务院办公厅关于加强三级公立医院绩效考核工作的意见》（国办发〔2019〕4号）或《国家卫生健康委办公厅、国家中医药管理局办公室关于加强二级公立医院绩效考核工作的通知》（国卫办医发〔2019〕23号）、财政部《项目支出绩效评价管理办法》（财预〔2020〕10号）。"N"为课题拟探索建立的系列特色指标，初步纳入4类指标：N1类指标为成本管理指标，包括以成本库为基础的模式和以预算案项目库为基础的模式；N2类指标为与预算分析挂钩的指标；N3类指标为等级医院标准评审指标；N4类指标为国内公认医改典型的指标，比如"三明模式"的成本三分类等。

2."促两头"

（1）上头：促预算思路。

遵循SMART[①]原则，通过绩效目标和绩效指标整合战略决策预算、经营预算、财务预算多个功能的表达，进而同绩效管理形成正面对接的指标体系。

第一，在战略决策预算层面，主要体现预算治理功能。一是体现现代化医院治理体系（价值医疗、整合医疗、精益化、公益性）；二是体现《健康中国2030规划纲要》具体量化要求；三是体现医改"基层首诊、双向转诊、急慢分治、上下联动"16字方针；四是符合各级各类医疗卫生单位的功能定位；五是要有重大公共卫生事件物资储备。

第二，在经营预算层面，要用好两个刚性文件。一是参考"三明模式"的人力资源成本、运行成本、基建设备成本三分类方法，二是参考重庆市政府指令性任务的绝对刚性支出和相对刚性支出分类，绝对刚性支出包括在岗人员工资、员工五险一金、公共卫生公益性支出、贷款利息、基本运行支出，相对刚性支出包括维修维护、学科发展、重大建设、员工福利、绩效工资。

---

①SMART指具体化（Specific）、可量化（Measurable）、可实现化（Attainable）、相关性（Relevant）、时限性（Time-bound）。

第三，在财务预算层面，有效区分财政性资金和财政项目资金边界和管理重点。对于财政资金，应该关注预算绩效管理主体一体化，即医疗卫生单位预算管理如何同政府财政部门和主管部门预算对接。财政性资金不仅包括政府财政资金，还包括医疗卫生单位自有资金。财政性资金预算应体现以下重点：一是以人为本，医务人员成本要适应价值医疗；二是按价值支付要在科室成本三级分摊基础上向临床倾斜；三是要部分解决好运行成本问题；四是资本性成本支出，要解决在政府无拨付或少拨付时医疗卫生单位如何补充的问题。

（2）下头：促一体化思路。

促进一体化，主要是通过系列管理工具来促进预算与绩效管理一体化内涵和一体化路径的有机联动和整合。主要涉及三个层面的一体化：在战略层面，实现预算与绩效指标对接；在战术层面，实现质量安全与成本消耗一体化；在分配层面，实现目标—任务—考核—发放一体化。

一体化基本思路见图2-1。

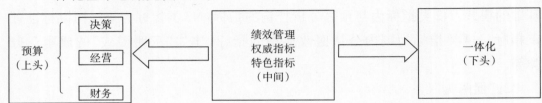

图 2-1　一体化基本思路简要图示

五、主持重庆市政府课题的思考

（一）明确政府办医边界，推进公立医院科学化、内涵化、精细化发展

我国的政治、社会、经济体制决定了办公立医院是政府的基本职责。虽然当前政府办公立医院存在较多的现实困境，比如"医药分开""管办分离""公立医院公益性"等存在的问题，但在当前发展阶段明确政府办医边界已经刻不容缓。笔者认为，当前政府办医边界至少应包括以下几个方面的内容：一是加快政府管理理念和政府职能转变，重视健康对人力资本形成的基础作用；二是加大、规范和量化对公立医院的财政投入，同时引入市场化机制，提高政府财政投入的使用效率；三是确定医院发展适宜的规模和网点布局，科学定位公立医院的社会功能，提高医院服务的可及性、公平性和服务效率；四是加强公立医院监管体系和规范化体系建设，推进公立医院科学化、内涵化、精细化发展。

（二）宏观量化政府卫生支出适度规模，强化各级政府财政支出方向的监督与考核，减少政府卫生支出的挤出效应

建立同社会经济发展相适应的政府卫生支出新机制，是解决当前我国政府卫生支出实际规模与最优规模存在较大差距的根本之道。政府卫生支出新机制建立的关键在于宏观量化政府卫生支出适度规模，并强化各级政府财政支出方向的监督与考核，其本质是政府卫生支出的政策化、法律化。当前，一些地方政府为了经济发展，常常挤压在卫生领域的财政支出，造成医疗卫生事业不能适应经济社会的发展，进而制约、阻碍经济社会发展的后果。教育和健康是形成人力资本的两大核心要素，同为公共事业的教育事业，政府财政支出已经进行政策量化（政府对教育的投入占GDP的4%），相比而言，政府卫生支出宏观政策量化就显得更为急迫，特别是在我国经济发展面临转型的大背景下。另外，大量研究表明，政府卫生支出对我国经济增长具有一定的促进效应。因此，应根据我国及各省份的经济社会发展情况，宏观量化各级政府卫生支出，加强各级政府支出方向的监督和考核，减少其他财政支出对政府卫生支出的挤出效应，实现政府各项财政支出的均等化。

（三）实施区域卫生规划，管控医院规模，强化功能定位

公立医院存在的价值在于其所具有的社会功能。公立医院的社会功能不能一概而论，医院的类型、等级、规模以及所处地域的差异决定了其社会功能也有所差别。就重庆而言，一方面，应以重庆市卫生区域化宏观布局和医疗机构设置规划为战略导向，立足城乡人口规模、人口结构、人口布局、疾病模式与需求特点，通过行政管理手段和经济杠杆制衡，合理确定各地各级各类公立医院资产与负债规模，防止各地各级各类公立医院不计成本效率地盲目扩张和无序发展，建立项目管理制度和财务风险管理制度，严格财务审批，优化投入方向和资本结构。另一方面，在区域卫生规划的基础上，合理确定各地各级各类公立医院的功能定位，建立各级各类公立医院间的分工协作机制，避免区域内公立医院重复建设和恶性竞争，优化区域卫生资源配置效率。

（四）加大公立医院直接补偿力度，注重公立医院直接投入均等化，转变财政投入方式，建立精准化的政府财政投入新机制

政府财政投入是各级各类公立医院收入和盈余的重要组成部分，关乎各级各类公立医院的生存和发展。鉴于重庆市公立医院直接补偿总量严重不足，且各地各级各类公立医院财政直接补偿存在的现实，应加强公立医院投入补偿顶层设计，建立常态化的财政补偿新机制，这对于维持公立医院经济稳定运行、保证公立医院的公益性、破除其逐利行为至关重要。

一是加强对公立医院直接补偿的力度，在区域卫生规划的基础上，根据县域经济水平，量化各级政府财政投入责任，实现对县级公立医院投入的制度化。二是转变政府财政投入方式，改变传统的按床位数或人头数补偿的方式，减少对公立医院投入和预算过程的控制，关注其产出与绩效激励因素，建立以规划、绩效、成本为导向的政府财政投入机制，最终用有限的政府投入撬动城市公立医院的市场资源，从单纯的追加投入转变为优化投入。通过加大对公立医院直接补偿的力度，注重公立医院直接投入均等化，转变财政投入方式，建立精准化的政府财政投入新机制。

（五）强化政府卫生支出宏观与微观政策联动，提高政府卫生支出的精准度

在宏观上，强化政府卫生支出总体规模，通过宏观量化和法制化等手段，建立同社会经济相适应的政府卫生支出总量规模；在微观上，要合理切割政府卫生支出在各个单元间的有效分配，比如对于政府卫生支出对公立医院的有效供给问题，可以思考如何确定直接投入公立医院和通过医保基金购买服务的方式间接投入公立医院的比例来实现社会福利最大化。因此，强化政府卫生支出宏观与微观政策联动，提高政府卫生支出精准度，是政府必须注重的问题。

（六）建立公立医院分类分步政策性补偿与管控逐利联动新机制

1. 管控公立医院逐利行为

第一，同步联动。在政府补偿政策执行逐渐到位的同时，要同步加强医院逐利管控机制建设。

第二，逐利管控。公立医院逐利管控包括一般管控和深度管控。一般管控可以包括限制医院医药费用增长率，规定人均住院（门诊）费用、药品使用比例，建设分级诊疗体系等。而要真正实现控制医疗卫生费用不合理增长，需要有深度的管

控,包括财政投入资金从保供方转向补需方,建立价值、成本、价格间合理比价关系,实施技术准入机制,合理规划区域医疗资源等。使外压力与内动力共同形成合力,从而实现对公立医院逐利行为的管控。

2. 政府对公立医院的分类分步补偿

前述表明,政府对公立医院的补偿到位率低。从重庆市有关区县医院的财务数据和我们对各医院的访谈中可以看到,各医院对政府投入补偿都有当期可承受、未来可持续的思考。因此,对于政府投入补偿,需要进一步统一认识,并采取量化标准约束。我们建议,政府投入补偿可实行分步补偿,即分类进行"六项买单"内容和药差补偿。第一类第1步:离退休人员费用与政策性亏损应足额按时到位;第二类第2步:药差补应尽快到位;第三类第3步:"六项买单"中的其他支出也应当逐步到位。

3. 管控逐利与分类分步联动

公益性是公立医院的本质属性,维护公立医院公益性是各级政府的主体责任。在向市场化转型的过程中,公立医院为维持自身发展,追求经济效益最大化,导致其公益性淡化。目前,政府维护公立医院公益性主要有三条途径:一是投给供方,政府财政投入边界主要是"六项买单";二是投给需方,向医保经办机构投入资金,由医保基金代理患者购买基本医疗服务;三是提供有利于公立医院维护公益性的优惠政策,比如免税政策。围绕坚持公立医院公益性定位,破除逐利机制,结合当前我国卫生事业发展的要求和区域政府财政支付能力,依据政府财政投入的三个途径,我们将公立医院的公益性活动分为绝对公益性、相对公益性和竞争公益性三类,作为核算医院运行补偿的基础。绝对公益性和相对公益性活动由政府财政直接投入,从卫生资源配置的优先顺序来看,政府财政应优先保障绝对公益性活动,其次为相对公益性活动。竞争公益性活动需要公立医院在区域医疗服务市场中通过竞争间接获得财政补偿。政府对竞争公益性活动的投入主要包括两方面:一是向医保经办机构投入资金,由医保机构代理医保患者购买基本医疗服务;二是提供内部市场化等管理型政策工具,促进区域内各级各类公立医院有序竞争。

总之,重庆市成本管理研究中心薪酬设计的基本原则具有以下特点:

(1)符合医疗卫生单位预算与绩效管理一体化的要求;

(2)符合国家相关的财务会计规范;

(3)与国家卫生健康委对公立医院的绩效考核相衔接,符合医院的公益性、价值医疗、整合医疗、精细化现代化治理等功能定位。

(4)适应医保支付制度为引领的医改方向；

(5)体现了《关于开展公立医院薪酬制度改革试点工作的指导意见》"两个允许"的精神。

重庆市成本管理研究中心对于薪酬管理设计的关键细节也在不断地完善之中，如：(1)分配方案的总体框架、体系不断优化设置；(2)始终致力于综合平衡好骨干与普通员工、一线与二线人员，在人力成本中的占比，科学设置级差系数；(3)始终体现文化价值观的导向作用；(4)坚持对薪酬制度的制订与修改完善实行"几上几下"的意见收集，并经院党政、职代会等审核确定的流程；等等。